K-AGREE2
평가틀아보기

대한의학회

박영사   대한의학회
Korean Academy of Medical Sciences

머리말

임상진료지침이 역사를 두고 생명력을 이어가는 것은 신뢰로부터 출발한다. 전문가들이 언급하는 유수의 해외 지침들은 오랜 기간 지침의 권고안을 의료현장에서 사용하면서 확보된 경험이 켜켜이 쌓여, 급기야 임상진료지침의 개발 과정을 상세히 모르는 상태에서도 무한 신뢰를 받는 위치까지 도달한 것들이다. 달리 표현하면 개발단체는 그 지침을 통해 그 학문 분야와 관련한 권위(權威, authority)를 확보한 것이고, 긴 세월을 둔 노력의 산물이다. 그러나 지금 새로 개발하는 지침은 신뢰를 쌓아 올릴 시간과 역사가 존재하지 않는데, 어떻게 임상진료지침의 신뢰를 확보할 수 있을 것인가?

"신뢰"라는 단어는 상대방이 정직하고 진실하며 나를 해할 어떤 의도적 행위를 하지 않을 것이라는 믿음을 의미한다. 임상진료 권고안의 핵심은 임상 진료에서 던져지는 질문에 대하여 실행 가능한 권고를 주장하는 것이다. 임상진료지침에서 주장하는 권고를 일선 의료인들이 그대로 따르는 것에는 절대적 신뢰 구축을 필요로 한다. 그러나 신뢰는 획득하기 위한 다각도의 노력만이 가능하고 그 결실로 얻어지는 것이지, 신뢰를 주장하거나 강요할 수 없다. 문제는 신뢰를 얻기 위해 '어떻게 무엇을 할 것인가?'일 텐데, 더 큰 어려운 문제는 우리 모두는 무엇을 어떻게 해야 하는지 이미 알고 있다는 것이다. 알면서도 행하지 않는 것은 죄라는 성서의 표현도 있고, 알고도 행하지 않으면 정말 아는 것이 아니라는 고대 철학자들의 많은 언급도 우리는 잘 알고 있다. 연구결과의 설득력이 높다고 모두 인정하는 무작위배정비교임상시험을 예로 한번 생각해보자. 논문을 작성하는 연구자는 자신의 연구결과에서 비뚤림이 없음을 설득하기 위해, 연구대상군 선정, 배정, 맹검, 탈락, 자료 분석 과정 등 결과의 신뢰성을 침해할 가능성이 있는 부분에 대한 서술을 논문에 포함하여 비뚤림이 없음을 독자에게 이해시키려 노력한다. 마찬가지로 임상진료지침도 개발그룹의 "권고안"이 치우침 없는 주장임을 이해시키기 위해 관련 내용을 투명하게 내보여 지침 독자들을 설득해야 한다.

임상진료지침 신뢰 확보의 첫걸음은 투명성(transparency)이다. 임상진료지침의 투명성은 독자들에게 권고안 개발에는 누가 참여하였고 어떤 과정을 거쳤는지를 충분히 이해할 수 있도록 정보를 제공함을 의미한다.[1] 제공된 정보를 통해 지침 독자(사용자)는 권고하는 내용이 치우침의 위험이 충분하다고 판단할 수도 반대로 치우침의 위험을 최대한 피했다고 판단할 수도 있을 것이다. 체계적 문헌고찰의 작성을 PRISMA statement에 따르듯, 임상진료지침은 "The AGREE re‑porting Checklist"와 "A Reporting Tool for Practice Guidelines in Health Care: The RIGHT Statement"의 가이드를 따르도록 EQUATOR network는 제안한다.[2] 두 가이드 모두 "개발그룹"에 대하여, 개발그룹을 어떻게 선정했고, 어떤 역할을 수행했으며 주어진 책임은 무엇인지 서술하도록 하고 있다. 또한 개발그룹에는 운영위원회, 권고안개발팀, 외부검토그룹, 근거리뷰팀, 방법론전문가와 같은 다양한 그룹이 그 범위에 포함된다. 지침 사용자들은 개발그룹에 관한 서술을 통해 지침의 범위와 목적에 비추어 그룹의 구성이 어느 한쪽 주장으로 일방적으로 치우칠 우려가 있는지, 길고 복잡한 개발 과정에서 정말 실질적 역할이 주어졌고 주장을 충분히 조율할 만한 개발구조인지를 파악할 수 있을 것이다. 하지만 우리나라 여러 전문가 그룹의 임상진료지침 개발 과정을 조언할 때, 항상 마주하게 되는 어려움이 개발그룹 구성에서 신뢰성 있는 구조의 형성이다. 그룹구성에서 치우침 위험성을 줄이기 위해서는 필연적으로 다양한 이해관계자의 참여가 필요하다는 것을 누구나 인지하나 동시에 개발 진행과정에서의 어려움 또한 쉽게 상

----

1) IOM (Institute of Medicine). 2011. *Clinical Practice Guidelines We Can Trust*. Washington, DC: The National Academies Press.
2) EQUATOR network. http://www.equator‑network.org/

상할 수 있다. 반대로 개발그룹 구성이 단순하면 근거의 합성이 끝남과 거의 동시에 "one shot one kill"로 권고안 합의까지 수월하게 진행할 수 있으므로, 일선 학회들은 합의과정의 어려움을 피하고자 개발그룹 구성을 최대한 단순화하기 위한 논리를 만들기 위해 다양한 방법을 강구한다.

　　누구나 신뢰 확보를 위한 최선의 목표를 말하는 것은 어려운 일이 아니다. 하지만 현실 속에서 구현 가능한 목표가 우리에겐 필요하다. 개발그룹 구성에서 지금 이 시점 우리나라 의학계는 얼마만큼의 목표에 도전해 볼 것인가? 대한의학회 임상진료지침실행위원회는 그 출발을 "임상질문(key clinical questions)"과 "지침이 목표하는 사용자(target users)"로부터 시작해 보고자 한다. 임상질문과 지침이 목표하는 사용자는 지침개발그룹이 스스로 제안하는 내용이다. 임상진료지침에서 목표사용자로 적시한다는 의미는 그저 한번 읽어보고 참고하라는 의미가 아니다. 목표사용자에게 필요한 질문이 있고 그들이 참고해야 하는 권고안을 그 지침이 포함하고 있다는 의미이다. 만약 목표사용자로서 일차 진료의사와 간호사를 포함하였다면, 그들이 필요로 하는 임상질문은 누가 만들어야 하는가? 또한 그들에게 제시하는 권고안이 현장에서 실행 가능한지는 누가 판단할 수 있을 것인가? 이것이 목표사용자가 개발그룹에 참여해야만 하는 이유이다. 임상질문에 대해 생각해보자. 예를 들어 위암의 진단과 치료에 대한 임상진료지침이라면, 예상컨대 임상질문으로 위암의 진단, 진행 단계별 치료 방침, 수술 적응증, 수술 후 케어, 항암화학요법, 방사선치료 등을 젊은 환자부터 임신한 여성, 노년의 환자군까지, 그리고 기저 질환을 갖는 군과 그렇지 않은 군 등으로 나누어 만들 것이다. 이런 구성은 외과계 혹은 내과계의 어느 분야에서 개발을 주도하더라도 대동소이할 것이고, 각각의 임상질문은 그 질문에 합당한 다양한 전문가그룹이 존재한다. 만약 임신한 여성 위암환자에 대한 질문의 권고안을 만들고자 한다면, 산부인과 전문가 그룹을 포함하여 그 질문에 대한 권고안 개발이 진행되어야 한다는 의미이다. 질문에서 환자의 수술과 항암화학요법 중 어떤 것을 선택할 것인가는 다룬다면, 그 임상질문은 외과계와 내과계의 전문가 그룹이 함께 권고안 개발에 참여해야 함을 의미한다. 병리진단이나 영상진단의 경우도 마찬가지이다. 신뢰할 만한 임상진료지침을 개발해 내는 것은 다양한 측면의 고통을 수반하는 지난한 과정이다. 시작이 반이라 했다. 시작하지 않고 실제로 임상진료지침을 통해 보여주지 않고 우리나라의 전문가 대표성을 말로 주장할 수도 있을 것이다. 그러나 실제 시작하고 임상진료지침을 통해 자신의 전문성을 보여주는 전문가 단체에게 그 분야의 권위는 부여될 것이라 믿는다.

제23대 대한의학회장

장성구

차 례

근거기반 의료와 임상진료지침

임상진료지침 평가도구 소개

Ⅲ

AGREE 2 문항 설명

이 책을 저술하는 목적

임상진료지침 평가자:

항목별 평가 목적과 평가 의도를 명확히 하고, AGREE II 도구를 기반으로 국내 보건의
료환경의 특성을 반영한 평가지침을 제공하여 평가자 간 평가결과의 변이를 감소하여
평가의 질을 향상하고자 한다.

임상진료지침 개발자:

진료지침의 개발을 위한 방법론적인 전략을 제공하며, 어떤 정보가 어떻게 진료지침에
수록되어야 하는가에 대한 정보를 제공하여 임상진료지침의 질을 향상하고자 한다.

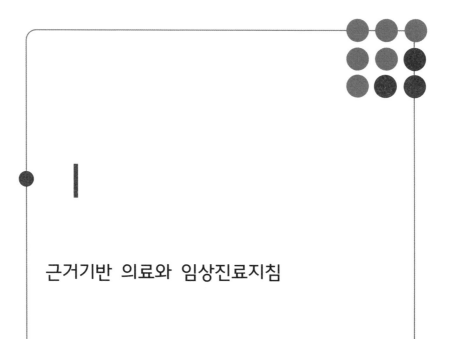

I

근거기반 의료와 임상진료지침

왜 근거기반의료인가?

　　일상 진료에서 의료적 판단은 항상 일어나지만, 상당한 복잡성을 내포한다. 의료인이 내리는 매 순간 판단은 해당 질환의 자연경과와 진단, 치료 등에 대한 과학적 근거를 바탕으로 이루어진다. 그러나 실제 의료 현장에서 만나는 환자의 스펙트럼은 과학적 근거에서 확인된 대상 환자군과 완전히 통일하기는 어렵다. 즉 일상 의료현장에서 의료인이 만나는 개개인의 환자는 같은 질환이라도 질환의 진행 정도나, 나이, 체력, 평소 신체 활동 정도, 가지고 있는 다른 질환, 질병을 받아들이는 성격적 특성, 환자가 처한 사회 경제적 상태 등 매우 다양한 측면에서의 다름이 존재한다. 결국 의료인은 과학적 근거에 더하여 환자를 진료하며 축적된 전문가적 경험, 그리고 환자가 가지고 있는 신체적이거나 사회 심리적 특성 등이 함께 고려된 의료적 판단 혹은 결정을 필요로 한다.

　　이를 1996년 Sacket[1]은 근거중심의학(evidence based medicine)을 'It's about integrating individual clinical expertise and the best external evidence'이라 칭하고, 개별 환자의 치료에 대한 결정을 내릴 때 현재 시점에서 최선의 과학적 근거를 양심적이고 명시적이며 신중하게 사용하는 것이라 정리하였다. 임상 전문성이란 개별 임상의가 환자 진료 경험과 임상 실습을 통해 얻는 숙련도와 판단을 의미하며, 전문성은 효과적이고 효율적인 진단과 개별 환자의 치료에 대한 임상 결정에서 개별 환자가 처한 상황(predicaments)과 권리(rights) 및 선호(preferences)에 대한 보다 신중한 고려와 반영에 의해 증가한다고 하였다. 정리하면 의료인의 매 순간은 근거중심의학이 실현되는 근거기반 의료행위의 수행이고 의료인은 그 중심에 근거중심의학의 메인 플레이어인 것이다(그림 1).

....

1) Sackett D, Rosenberg W, Gray J, Haynes B, Richardson. Evidence based medicine: what it is and what it isn't. BMJ 1996;312:71.

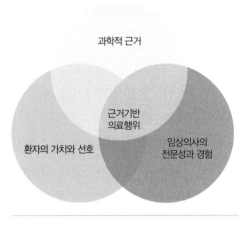

근거기반의료행위의 triad

근거기반의료에서 임상진료지침의 역할은 무엇인가?

　　임상진료지침의 핵심인 권고안의 결정은 과학적 근거를 중요하게 고려하지만, 임상전문가와 환자의 입장도 못지않게 중요하게 다루어져야 할 요소이다. 고혈압 환자는 당연히 혈압을 측정하여 상태를 모니터링한다. 그럼 '고혈압 환자는 혈압을 측정해야 한다'에 대한 직접적 근거는 존재할까? 단언컨대 찾아지지 않을 것이다. 왜냐하면 너무 당연해서 연구를 통해 근거를 마련할 필요를 못 느꼈을 것이다. 이렇게 너무 당연해서 과학적 근거 문헌을 찾을 수 없는 것도 있지만, 과학적 근거 마련을 위한 실험연구 디자인을 만들기 어려운 경우도 존재하고, 대상군이 극히 드문 질환이라서 도저히 연구를 할 수 없는 경우도 있다. 이런 상황이라면, 임상 현장에서 환자를 진료하며 쌓아온 전문성과 경험이 권고안에 중요하게 반영되는 것이 옳다. 학술적으로는 환자의 관점과 선호도라 표현되고 있는 환자의 입장은 무엇일까? 임상의사가 환자에가 가장 많이 받는 것이 질문일 것이다. 환자들은 자신의 질병과 받을 치료에 대해 질문이 많다. 의사는 환자의 질문에 대해 그리고 받게 될 치료에 대해 환자가 선택할 수 있도록 설명을 하고 환자는 설명을 듣고 자신의 입장을 반영한 선택을 한다. 결론적으로 실제 임상현장에서는 항상 과학적 근거와 임상의사의 전문성 그리고 환자의 가치와 선호가 반영된 근거기반의료행위가 일어나고 있는 것이다.

임상진료지침은 우리나라를 대표하는 전문가 단체의 역량을 모아 우리나라 국민에게 현재의 의료 환경에 최선의 진료를 권고안으로서 제시하는 것이다. 어떤 질환 관련 진료에 관련한 임상전문가 단체의 대단한 선도적 책임성을 표현하는 것이고, 이에 따라 자연스레 그 질환에 대한 대표성과 권위를 획득하는 수단이다. 이 임상진료지침이 국민에게 주는 의미는 찾아가는 의료기관이 어디든 혹은 어느 의사를 만나든 우리나라 대표 전문가 단체에서 제안하는 방법에 따라 적절한 수준의 진료를 받을 수 있다는 것이다.

한마디로 정리한다면 근거기반의료가 실제 의료현장에서 실현될 수 있게 하는 도구라 할 수 있다.

임상진료지침 질 평가(quality assessment)의 의미는 무엇인가?

임상진료지침의 AGREE 2 평가를 진행하던 초기에 가장 많이 들었던 질문 중 하나는 대한의학회 임상진료지침평가에서 전문학회에서 개발한 권고안을 평가하는 것이 적절한가? 혹은 전문성은 충분한가?라는 것이었다. 다행스러운 점은 요즘 그런 질문을 받아본 기억이 거의 나지 않는다는 것이다.

앞으로 독자들에게 소개되는 평가 항목들의 내용 중 권고안의 적절성을 검토하는 내용은 전혀 존재하지 않는다. 단지 권고안이 도출되기까지의 기획부터 진행 단계별 개발에 필요한 요소들이 어떻게 이루어졌는지를 아주 세세하게 검토하도록 되어 있다. 또한 [진료지침의 기획과 보고 과정에서 고려할 사항] 부분을 보면 문항들의 검토가 서로 맞물려 돌아가도록 구성되어 있다. 예를 들어 지침 개발그룹이 지침의 사용자(평가항목 6)로 1차 의료기관 의료인을 포함하였다면, AGREE 2 평가에서는 지침 개발그룹(평가문항 4)에 1차 의료기관 종사 의료인이 참여했는지, 제시한 권고안(평가문항 15)이 1차 의료기관 현장에서 별도의 컨설팅 없이 실행 가능한 문장인지, 1차 의료기관에서의 실행 가능성을 검토(평가문항 18)하고, 실행도구(평가문항 19)를 제공했는지, 권고안 결정 시 외부검토(평가문항 13)에 1차 의료기관을 포함했는지 등을 연계하여 검토하게 된다. 즉 진료지침의 개발이 근거기반 다학제 지침 개발 방법론을 충실히 수행하였다면, 개발된 권고안은 과학적 근거와 임상의사의 전문성과 경험, 그리고 환자의 가치와 선호가 적절히 반영된 그 시대에 제시할 수 있는 최선의 권고안이 도출될 것이라는 믿음이 AGREE 2 평가의 전제라 할 수 있다.

임상진료지침 개발그룹에게 드리는 추가 조언

1. 임상진료지침 보고원칙(reporting guide)을 참고한다

의학 연구자들이 논문을 투고하고자 할 때 보고원칙(reporting guide)을 지켜 구성하는 소제목의 순서와 내용을 배열하는데, 이는 의학연구의 투명성과 질을 향상하기 위한 노력의 일환이기도 하다. 임상진료지침도 마찬가지로 임상진료지침이 독자들에게 제시하여야 할 내용의 제목과 서술할 내용, 그리고 순서를 규정한 약속이 존재한다. 현재 EQUATOR(Enhancing the QUAlity and Transparency Of health Research) 네트워크에 등재된 임상진료지침 보고원칙은 RIGHT 체크리스트[2])와 AGREE 체크리스트[3]) 두 가지가 존재한다.

대한의학회에서는 2018년부터 임상진료지침개발 고도화과정에 임상진료지침 보고원칙을 포함하여 교육을 진행하고 있다.

2. 임상진료지침 독자를 효과적이고 논리적으로 설득할 수 있어야 한다

6하 원칙(5W & 1H)은 문장을 작성할 때 논리구성의 모든 요소가 빠지지 않도록 하기 위해 적용한다. 임상진료지침 개발자는 이의 사용자에게 제시하는 권고안을 논리적으로 설득하여 권고안이 개별 의료진의 의료행위로 도입될 수 있게 해야 하는 책임과 의무가 있다. 그런 측면에서 임상진료지침 개발진은 ① 핵심질문과 ② 근거요약, ③ 근거에서 권고안까지의 과정, ④ 권고안 등의 서술에서 이 6하 원칙에 해당하는 내용을 확인할 수 있도록 서술하여야 한다. 누가(who), 언제(when), 어디서(where), 무엇을(what), 왜(why), 어떻게(how)의 내용을 명료하게 파악할 수 있도록 함으로써 지침 권고안의 구체성과 명확성을 확보할 수 있다. 그러나 권고안의 특성에 따라 생략 가능한 내용이 있을 수 있으며, 개발진은 생략되어도 지침 사용자에게 해석의 모호함이 없을지를 충분히 고려한 후 결정하여야 한다.

2) Chen, Y., K. Yang, A. Marušić, A. Qaseem, J. J. Meerpohl, S. Flottorp, E. A. Akl, H. J. Schünemann, E. S. Chan and Y. Falck−Ytter (2017). "A reporting tool for practice guidelines in health care: the RIGHT statement." Annals of internal medicine 166(2): 128−132

3) Brouwers, M. C., K. Kerkvliet, K. Spithoff and A. N. S. Consortium (2016). "The AGREE Reporting Checklist: a tool to improve reporting of clinical practice guidelines." Bmj 352: i1152.

표 1   임상진료지침의 권고안 타당성 확보를 위한 6하 원칙의 적용

	정의	상세 설명
누가	권고안을 적용할 대상 환자	지침을 적용할 인구집단 서술에 포함되지만, 권고안이 어떤 특성을 동반한 환자에만 적용된다면, 핵심질문 PICO의 'Patient'에서 파악할 수 있어야 한다.
언제	권고안이 적용되어야 할 "상황 시점"	권고안을 적용할 대상자가 진단명에 더해 초기, 중기 등의 시기 혹은 상황(예. 수술, 골절 등) 등의 정보를 더 필요로 한다면, 이를 구체적으로 서술하여야 한다. 권고안 문장 혹은 핵심질문을 통해 파악할 수 있도록 한다.
어디서	권고안이 어느 장소 혹은 어떤 조건에서 실행되어야 하는가?	권고안에 따라 의료기관의 시설 조건, 특정 장비 등이 필요할 수 있으며, 이를 명확하게 제시한다. 더불어 이 조건을 충족하지 못하는 상황에서의 대안을 함께 제시하는 것이 바람직하다. 대안의 경우, 하부상세핵심질문(sub-KQ)과 이에 상응하는 권고안의 방식으로 제시할 수도 있다.
무엇을	권고안 문장 내 실행할 처치, 진단, 시술, 상담 등 의료행위를 구체적으로 제시	핵심질문의 Intervention에 해당한다. 이는 권고안에서도 확인되어야 한다.
어떻게	권고안의 의료행위를 환자에게 적용하는 방법	권고안에는 Intervention의 적용방법이 필요시 제시될 수 있다.
왜	개발그룹이 권고안을 주장하는 이유를 제시	주로 권고안 문장보다는 "근거에서 권고안까지의 과정"을 요약한 부분에 서술할 수 있다.

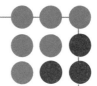

II

임상진료지침 평가도구 소개

1. AGREE 2 평가도구

임상진료지침의 방법론적 질(methological quality)을 평가하기 위한 도구로서 2003년 AGREE 평가도구[1]가 발표되었고, 이는 2009년 AGREE 2 평가도구[2]로 업데이트되어 사용되고 있다.

우리나라에 AGREE 평가도구가 한글버전으로 소개된 것은 AGREE 평가도구가 2006년으로 원본 발표와는 상당한 시차가 있다. 당시 우리나라의 임상진료지침에 대한 관심이 아직 높지 않았음을 보여주는 정황이라 할 수 있다. AGREE 2 평가도구의 경우 2010년 한글버전 번역을 완료하였고, 2012년 평가자

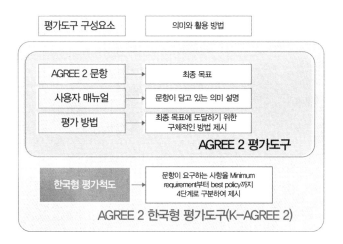

AGREE 2 평가도구와 K-AGREE 2

....

1) Terrace, L. (2003). "Development and validation of an international appraisal instrument for assessing the quality of clinical practice guidelines: the AGREE project." Qual Saf Health Care 12(1): 18−23.
2) Brouwers, M. C., M. E. Kho, G. P. Browman, J. S. Burgers, F. Cluzeau, G. Feder, B. Fervers, I. D. Graham, J. Grimshaw and S. E. Hanna (2010). "AGREE II: advancing guideline development, reporting and evaluation in health care." Cmaj 182(18): E839−E842.

간 변이를 줄이기 위한 목적으로 개별 문항별 scoring guide를 국내 임상진료지침 전문가들의 합의과정을 통해 도출하고 제시하였다.

대한의학회는 현재 우리나라에서 유일하게 임상진료지침 평가시스템을 운영하고 있으며, 평가도구로 AGREE 2를 이용한다. 여기에 2012년 개발한 문항별 scoring guide를 접목하여 평가를 진행하며, 이를 K-AGREE 2 평가라 부르고 있다.

2. AGREE 2 평가 문항

평가영역 1. 범위와 목적
1. 진료지침의 전반적인 목적이 구체적으로 서술되어 있다.
2. 진료지침에서 다루고자 하는 건강 관련 질문들이 구체적으로 서술되어 있다.
3. 진료지침을 적용할 인구집단(환자, 일반인 등)이 구체적으로 서술되어 있다.
평가영역 2. 이해당사자의 참여
4. 진료지침 개발그룹은 모든 관련 전문가 집단을 포함하고 있다.
5. 진료지침을 적용할 인구집단(환자, 일반인 등)의 관점과 선호도를 고려했고, 그 내용을 포함하고 있다.
6. 진료지침을 주로 활용할 사용자 집단이 분명하게 규정되어 있다.
평가영역 3. 개발의 엄격성
7. 근거의 검색에 체계적인 방법이 사용되었다.
8. 근거 선택의 기준이 분명하게 서술되어 있다.
9. 근거 자료의 강도와 한계가 분명하게 서술되어 있다.
10. 권고안 도출 방법이 분명하게 서술되어 있다.
11. 건강상의 편익, 부작용, 위험 요인이 권고안 도출시 고려되었다.
12. 권고안과 이를 뒷받침하는 근거를 명확하게 연결 지을 수 있다.

13. 진료지침은 출판 전에 외부 전문가들에 의한 검토 과정이 있었다.
14. 진료지침의 갱신 절차가 제시되어 있다.
평가영역 4. 표현의 명확성
15. 권고안은 구체적이며 모호하지 않다.
16. 임상 상태나 건강 이슈를 관리하기 위한 다양한 대안이 분명하게 표현되어 있다.
17. 주요 권고안은 쉽게 확인할 수 있다.
평가영역 5. 적용성
18. 진료지침은 이를 실행하는데 있어 장애요인과 촉진요인을 서술하고 있다.
19. 진료지침은 권고안이 의료현장에서 실제 사용될 수 있도록 도와주는 조언과 도구를 제시하고 있다.
20. 권고안 적용시 필요로 할 수 있는 잠재적인 자원의 영향과 의미가 고려되어야 한다.
21. 진료지침은 수행 정도에 대한 감독 및 평가 기준을 제시하고 있다.
평가영역 6. 편집의 독립성
22. 재정후원단체의 의견이 진료지침의 내용에 영향을 주지 않았다.
23. 진료지침 개발에 참여한 구성원들의 이해관계가 기록되어 있고 그 내용이 언급되어 있다.

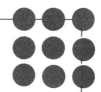

III

AGREE 2 문항 설명

- 임상진료지침 개발진들이 반드시 고려할 사항을 중심으로-

범위와 목적

1

Domain 1.
Scope and Purpose

1. 진료지침의 전반적인 목적이
   구체적으로 서술되어 있다.

2. 진료지침에서 다루고자 하는 건강 관련 질문들이
   구체적으로 서술되어 있다.

3. 진료지침을 적용할 인구집단(환자, 일반인 등)이
   구체적으로 서술되어 있다.

01 진료지침의 전반적인 목적이 구체적으로 서술되어 있다.

__ 문항이 요구하는 핵심 요소

진료지침의 목적에 들어가야 할 모든 요소(대상, 보건상의 목적, 예상되는 편익 또는 결과)들이 명확하고 구체적으로 기술되어 있어야 한다.

※ 문항이 원하는 바는 무엇인가?

개발진이 임상진료지침을 개발하여 의료인의 진료 내용 변화 등을 통해, 대상 환자 집단이나 사회 전체에 어떤 영향을 미치고자 하는 것인지를 서술한다. 목적에 대한 서술을 할 때는 포함해야 할 요소를 명확하고 구체적으로 표현하여, 진료지침 독자가 자신의 진료에 참고할지 여부를 직관적으로 판단할 수 있게 해야 한다. 목적 서술에 들어갈 요소들은 지침의 주제와 세부 내용에 따라 추가되거나 생략이 가능하며, 개발진들의 충분한 논의를 통해 결정하고, 필요시 이를 목적과 함께 서술하는 것을 고려할 수 있다.

__ 구성 요소

지침에서 권고안을 제시하고자 하는 질병(혹은 상태)을 중심으로 아래의 내용들을 포함하도록 한다. 그러나 개발진의 판단에 따라 일부 요소를 빼거나 다른 요소를 추가할 수 있으며, 이 내용은 독자들의 동의를 얻기에 충분한 논리를 갖추어 서술되는 것이 좋다.

❶ 적용할 대상 환자는 구체적으로 누구인가 (예: 성인 당뇨병 환자)

❷ 해당 영역은 무엇인가? (예: 예방, 선별, 진단, 치료 등)

❸ 기대하는 효과(이득, 혹은 중재 결과 등)는 무엇인가 (예: 사망 위험, 장기 합병증 발생 등)

__진료지침 기획과 보고 과정에서 고려할 사항

연관되는 AGREE 2.0 평가 항목들과 일관성을 유지해야 한다.

Q2. 건강 관련 질문 : 핵심질문들은 지침에서 제시하는 '목적'에 부합해야 한다.

Q3. 적용 환자군(질환): 적용 환자군은 지침에서 제시하는 '목적'에 부합해야 한다.

Q4. 개발그룹 구성: 개발그룹의 구성은 지침에서 제시하는 목적을 달성하기에 충분해야 한다.

예시 1-1

약제 연관 소화성궤양의 임상진료지침 개정안(2020)

II. 서론

본 임상지침의 목적은 약제 연관 소화성궤양의 위험인자를 정리하고 비스테로이드소염제, 아스피린이나 기타 항혈소판제, 항응고제를 장기간 투약하는 환자에서 약제와 관련된 소화성 궤양 및 합병증의 치료와 예방을 위한 적절한 지침을 제공하는 것이다. -중략-

이를 통하여 환자의 삶의 질을 개선하며 국민보건향상에 이바지하고자 하였다.

예시 1-2

National Collaborating Centre for Chronic Conditions. *Stroke: national clinical guideline for diagnosis and initial management of acute stroke and transient ischaemic attack (TIA)*. London: Royal College of Physicians, 2008.[3]

....

3) National Collaborating Centre for Chronic Conditions. *Stroke: national clinical guideline for diagnosis and initial management of acute stroke and transient ischaemic attack (TIA)*. London: Royal College of Physicians, 2008.

2.1. Aim

The aim of the National Collaborating Centre for Chronic Conditions (NCC-CC) is to provide a user-friendly, clinical, evidence-based guideline for the National Health Service (NHS) in England and Wales that:
• offers best clinical advice for the diagnosis and acute management of stroke and TIA
• is based on best published clinical and economic evidence, alongside expert consensus
• takes into account patient choice and informed decision-making
• defines the major components of NHS care provision for the management of acute stroke and TIA
• details areas of uncertainty or controversy requiring further research
• provides a choice of guideline versions for differing audiences.

예시 1-3

Prostate Cancer Foundation of Australia and Cancer Council Australia PSA Testing Guidelines Expert Advisory Panel. Draft clinical practice guidelines for PSA testing and early management of test-detected prostate cancer. Prostate Cancer Foundation of Australia and Cancer Council Australia, Sydney (2016).[4]

PURPOSE OF THIS GUIDELINE

This guideline provides evidence-based recommendations for PSA testing and immediately consequent clinical care in Australia. Its main purpose is to provide guidance on:
— which testing protocol to recommend to men who decide in favour of testing, depending on their age and underlying risk of prostate cancer
— further investigation of an abnormal PSA test and the early management of prostate cancer diagnosed following such investigation.
The aim of the recommendations, through their application in practice, is to maximise

....

4) Prostate Cancer Foundation of Australia and Cancer Council Australia PSA Testing Guidelines Expert Advisory Panel. Draft clinical practice guidelines for PSA testing and early management of test－detected prostate cancer. Prostate Cancer Foundation of Australia and Cancer Council Australia, Sydney (2016).

the benefits and minimise the harms of PSA testing in men without symptoms sugges-
tive of prostate cancer.

02 진료지침에서 다루고자 하는 건강 관련 질문들이 구체적으로 서술되어 있다.

___문항이 요구하는 핵심 요소

진료지침에서 다루는 핵심질문이 PICO 요소를 갖추고 별도의 핵심질문 리스트를 제공하고 있어, 찾기 쉽고 내용이 명확하게 기술되어 있어야 한다.

※ 문항이 원하는 바는 무엇인가?

임상진료지침의 핵심은 건강관련 질문(핵심질문)에 대하여 개발그룹이 사용자들에게 제시하는 권고안이다. 그러므로 지침의 독자가 자신이 궁금한 임상 질문이 지침에 포함되어 있는지 여부를 쉽게 확인할 수 있어야 한다. 일부 진료지침에서 임상의사가 통상적으로 질문하는 임상질문(clinical question)과 이를 PICO에 맞게 구조화한 핵심질문(key question)을 구별하기도 하지만 일반적이지는 않다.

___구성 요소

❶ PICO란 핵심질문에 대한 권고안을 작성하기 위해, 체계적 문헌고찰 및 근거 합성을 위한 필수 요소이다.

P(patient)   I(intervention)

C(comparator)   O(outcome)

"고강도 마약성 진통제의 투여가 필요한 말기 질환 환자에게 어떤 일차 마약성 약물 유지요법이 효과적이고 비용−효과적인 통증조절방법인가?"라는 핵심질문에서 PICO는 아래와 같이 설명할 수 있다.

요소	내용	예시
대상 인구집단(population)	관심대상인 되는 인구 집단	고강도 마약성 진통제의 투여가 필요한 말기 질환 환자
중재(intervention)	관심대상인 중재	관심이 있는 일차 마약성 약물 유지요법
비교중재(comparison)	중재와 비교하려는 중재	기준 혹은 비교대상이 되는 일차 마약성 약물 유지요법
중재결과(outcome)	인구집단에서 중재 시행 후 관심이 있는 중재결과	통증조절

❷ 하나의 핵심질문에는 질문에 따라 여러 개의 PICO 요소를 포함할 수 있다.

P: 세부 환자군을 나눌 수 있다. (예: 임신부를 쌍태아임신부, 당뇨병동반 임신부, 비만 동반 임신부 등으로 구분) 권고안이 달리 제시될 가능성이 존재하는 경우, 세부 환자군으로 구분하는 것이 좋다.

O: 핵심질문을 만드는 단계에서 intervention에 의해 기대 혹은 예상되는 outcome들, 특히 권고안의 결정에 중요하게 반영할 주요 의료결과들을 결정해야 한다. 주요 의료결과는 긍정적 혹은 부정적 측면을 골고루 포함해야 한다. 핵심질문의 PICO는 ① 문헌고찰 시 자료 추출에 필요한 내용을 결정하는 데 도움을 주고, ② 추출된 자료를 이용하여 어떤 결과를 합성하여 제시할지에 대한 틀을 제공하고, ③ 합성된 결과를 통해 권고안을 도출할 때 해당 내용을 결정하는 주요 근거로 이용한다.

❸ 서술은 지침에서 권고안을 제시하고자 하는 질병(혹은 상태)을 중심으로 아래의 내용들을 포함하도록 한다. 그러나 개발진의 판단에 따라 일부 요소를 빼거나 다른 요소를 추가할 수 있으며, 이 내용은 독자들의 동의를 얻기에 충분한 논리를 갖추어 서술되어야 한다.

- 적용할 대상 환자는 구체적으로 누구인가?
- 무엇을 목적으로 하는가?
- 기대하는 효과는 무엇인가?

진료지침 기획과 보고 과정에서 고려할 사항

연관되는 AGREE 2.0 평가 항목들과 일관성을 유지해야 한다.

Q1. 범위와 목적: 핵심질문들은 지침에서 제시하는 '범위와 목적'에 부합해야 한다.

Q3. 적용 환자군(질환): 핵심질문에 제시된 환자(질환)의 특성 범위는 지침에서 제시하는 '범위와 목적'에 부합해야 한다.

Q4. 개발그룹 구성: 핵심질문에서 주요하게 다루는 치료와 진단 등에 대한 모든 관련 전문가 집단이 개발그룹에 포함되는 것이 바람직하다.

Q7. 근거 검색 방법: 질문의 P&I를 반영하는 검색식을 개발한다.

Tip

지침 내용 서술 시 AGREE 2 평가 대비 고려 사항

❶ 질문에 따라서 비교 중재(Comparator)를 제시하지 않을 수도 있다.

❷ 질문 범주는 치료 질문과 진단 질문을 중심으로 나열한다. 만약 예후, 원인, 정의 등에 대한 내용이 지침에서 강조가 필요한 주요 핵심질문이라면 예후, 원인, 정의 등에 대한 내용도 포함될 수 있다. 그러나 예후 그룹이나 위험 그룹을 나누는 방법 등은 지침의 배경 지식으로 다루고 고/저위험군이나 예후 그룹을 세부 환자군으로 제시한다면, 지침 사용자들에게 군별 권고안을 나누어 제시할 수 있을 것이다.

❸ 지침이 적용될 환자 집단과 주로 활용할 사용자 집단이 요구하는 핵심 질문을 다뤄야 한다. 따라서, 핵심 질문을 누가 누구에게 적용할 것인지, 핵심 질문은 어떻게 도출 되었는지에 대해 명확하게 기술해야 한다.

❹ 근거 검색 방법에 사용된 검색식은 핵심 질문에서 도출된 PICO와 부합해야 한다.

❺ 질문에서 PICO 요소를 잘 포함하고 있는지를 잘 보여주기 위해, 핵심질문과 PICO를 병기하거나(예시 2-1) 호주 가이드라인의 사례(예시 2-2)와 같이 clinical question과 PICO question을 함께 제시하기도 한다.

예시 2-1

근거기반 임상영상 가이드라인 개발: 영상진단검사의 적절성과 환자의 방사선 노출 수준에 대한 근거 제공. 대한영상의학회, 한국보건의료연구원, 2016[5]

표 46 갑상선 PICO 선정

	Population	Intervention	Comparator	Outcome
1	갑상선 결절 의심 환자	US	조영증가 CT MRI, PET-CT	갑상선 결절 진단 분류의 정확성
2	갑상선 결절 환자	US-guidede FNA	Operation, blind FNA	갑상선 결절의 진단 정확성 및 미확정 결절의 감소

2) 문장형 핵심질문

표 47 갑상선 문장형 핵심질문

핵심질문	
핵심질문 1	갑상선 결절이 의심되는 환자에서 진단을 위한 일차검사로 적절한 영상검사는 무엇인가?
핵심질문 2	갑상선 결절의 적절한 조직검사 방법은 무엇인가?

예시 2-2

Prostate Cancer Foundation of Australia and Cancer Council Australia PSA Testing Guidelines Expert Advisory Panel. Draft clinical practice guidelines for PSA testing and early management of test-detected prostate cancer. Prostate Cancer Foundation of Australia and Cancer Council Australia, Sydney (2016).[6]

5) 근거기반 임상영상 가이드라인 개발: 영상진단검사의 적절성과 환자의 방사선 노출 수준에 대한 근거 제공. 대한영상의학회, 한국보건의료연구원, 2016

6) Prostate Cancer Foundation of Australia and Cancer Council Australia PSA Testing Guidelines Expert Advisory Panel. Draft clinical practice guidelines for PSA testing and early management of test−detected prostate cancer. Prostate Cancer Foundation of Australia and Cancer Council Australia, Sydney (2016).

Question No.	Clinical Questions	Corresponding PICO Question(s)
PROSTATE BIOPSY AND MULTIPARAMETRIC MRI		
7	What constitutes an adequate prostate biopsy?	7: For men undergoing an initial prostate biopsy how many biopsy cores, which pattern of biopsy sampling sites and which approach constitute an adequate prostate biopsy
8	If prostate cancer is not found in an adequate biopsy what if any additional steps should be taken and what recommendations should be made regarding the strategy for subsequent PSA testing?	8.1: In men who have been referred with suspected prostate cancer, what are the prognostic factors that determine the need for further investigation following a prior negative biopsy? 8.2: In men with suspected prostate cancer whose initial TRUS biopsy is negative, what should be the next investigation(s)?

03 진료지침을 적용할 인구집단(환자, 일반인 등)이 구체적으로
서술되어 있다.

___ 문항이 요구하는 핵심 요소

  진료지침 적용대상을 특징짓는 기본요소(대상집단, 성별, 나이) 및 지침의 주제
에 합당한 관련 요소(임상적 상태, 병의 중증도/진행단계, 동반질환, 제외되는 대상)들
이 기술되어 있어야 한다.

  ※ 문항이 원하는 바는 무엇인가?

  진료지침이 대상으로 하는 인구집단에 대해 명확하게 기술하는 것이다. 대
상은 일반적으로 연령범위, 성별, 임상적 특성, 동반질환 등을 말한다.

___ 구성 요소

❶ 임상상황이란 예들 들어 당뇨병에서 제1형 당뇨병, 제2형 당뇨병과 같
  은 경우 어떤 상황을 포함할 것인가와 같은 것이다.

❷ 중증도란 질병별로 중증도에 따라 분류가능한 경우를 말한다. 예들 들
  어 만성신질환 환자 중 stage 4 이상만을 대상으로 하는 경우 등이다.

❸ 동반질환이란 진료지침의 대상 질환과 특정질환과 같이 나타날 수 있다
  (예: 당뇨병 진료지침에서 이상지질혈증, 고혈압 등).

___ 진료지침 기획과 보고 과정에서 고려할 사항

연관되는 AGREE 2.0 평가 항목들과 일관성을 유지해야 한다.

Q4. 개발그룹: 진료지침 적용 대상이 개발그룹에 포함되는 것이 바람직하다. 특히 핵심질문 리스트 도출 단계에서 진료지침의 적용 대상 인구집단의 관심사를 질문으로 다룰 필요가 있는지 여부 검토가 필요하다.

Tip

❶ 연령과 성별은 모두 제시하도록 한다.
❷ 임상상황은 적절한 경우에만 기술한다(예를 들어 고혈압 응급상황은 포함하지 않는다)
❸ 질병 중증도, 동반질환, 배제되는 인구집단의 경우 필요한 경우에 기술한다.
❹ 배제되는 인구집단의 경우 필요한 경우에 기술한다.
❺ 이용자를 고려해서 가능한 상세하게 제시하는 것이 권장된다.

예시 3-1

약제 연관 소화성궤양의 임상진료지침 개정안(2020)

II. 서론

이번 임상지침은 비스테로이드소염제, 아스피린이나 아스피린 이외의 항혈소판제 또는 항응고제를 장기간 투약하는 18세 이상 성인 환자가 주된 대상 집단으로, 약제 연관 소화성궤양 및 합병증의 과거력이 있거나 발생할 가능성이 높은 고위험 환자를 포함한다. 특히, 비스테로이드소염제, 아스피린이나 아스피린 이외의 항혈소판제 또는 항응고제의 장기간 투약 중 소화성궤양 및 합병증으로 소화기내과 외래를 방문하거나 병동에 입원하여 치료한 환자들이 약제의 선택이나 재개 여부 등에 대하여 임상 의사에게 자주 문의하는 내용들을 임상지침 개발 과정에서 충분히 논의하고 적극적으로 반영하고자 하였다.

예시 3-2

Prostate Cancer Foundation of Australia and Cancer Council Australia PSA Testing
Guidelines Expert Advisory Panel. Draft clinical practice guidelines for PSA testing
and early management of test-detected prostate cancer. Prostate Cancer
Foundation of Australia and Cancer Council Australia, Sydney (2016).[7]

TARGET POPULATION

The clinical populations covered by the recommendations in this guideline are:
— asymptomatic men who on the basis of general knowledge ask their doctor
  about a PSA test
— asymptomatic men who have been told about the test by their doctor and are
  considering having one
— asymptomatic men without known prostate cancer who have decided to undergo
  PSA testing, after the benefits and risks have been explained to them
— men with early prostate cancer diagnosed after PSA testing.

7) Prostate Cancer Foundation of Australia and Cancer Council Australia PSA Testing
Guidelines Expert Advisory Panel. Draft clinical practice guidelines for PSA testing and
early management of test−detected prostate cancer. Prostate Cancer Foundation of
Australia and Cancer Council Australia, Sydney (2016).

이해당사자의 참여 2

Domain 2.
Stakeholder Involvement

4. 진료지침 개발그룹은 모든 관련 전문가 집단을 포함하고 있다.

5. 진료지침을 적용할 인구집단(환자, 일반인 등)의 관점과 선호도를 고려했고, 그 내용을 포함하고 있다.

6. 진료지침을 주로 활용할 사용자 집단이 분명하게 규정되어 있다.

04 진료지침 개발그룹은 모든 관련 전문가 집단을 포함하고 있다.

__ 문항이 요구하는 핵심 요소

구성원은 주제와 영역에 적합한 전문가들이 모두 포함되어 있으며, 지침개발그룹의 개개인에 대하여 이름, 전문 학문분야, 소속기관, 지역, 지침개발그룹 내에서의 역할이 명시되어 있고, 적어도 한 명의 지침개발 방법론 전문가(예: 체계적 문헌고찰 전문가, 역학자, 통계학자, 문헌정보학자)를 포함하고 있어야 한다.

※ 문항이 원하는 바는 무엇인가?
- 개발그룹에는 주제와 범위에 적합한 멤버가 참여해야 한다. 적합한 멤버란 관련된 임상의사 또는 내용(해당 질환 또는 해당 문제)에 대한 전문성을 가진 사람이다.
- 한 명 이상의 방법론 전문가가 개발그룹에 참여하여야 한다(체계적 문헌고찰 전문가, 역학자, 문헌검색 전문가 등).
- 진료지침 개발의 실무를 담당하는 개발그룹의 이름, 학문분야, 관련 전문분야, 지역, 개발그룹에서의 역할에 대한 정보가 제공되어야 한다.

__ 구성 요소

개발그룹의 명단을 제시한다.
- 이름, 학문분야, 관련 전문분야, 지역, 개발그룹에서의 역할을 제시한다.
- 가능하면 박스 등으로 제시하며 별도의 페이지로 제시하여 쉽게 확인할 수 있도록 하는 것이 좋다.

___진료지침 기획과 보고 과정에서 고려할 사항

연관되는 AGREE 2.0 평가 항목들과 일관성을 유지해야 한다.

Q2. 지침이 다루는 건강관련 질문: 핵심질문에서 다루는 주요 치료와 진단에 관련된 전문과목이 개발그룹에 참여하는 것을 권장한다.

Q3. 지침 적용 대상 환자군의 의견 반영을 위해 개발그룹 참여를 권장한다.

Q11. 편익, 부작용, 위험요인 고려: 개발그룹은 임상질문은 지지하는 근거의 내용을 검토하며, 이득과 위해에 대한 토의에 참여하는 것이 바람직하다.

Tip

❶ 개발그룹에 필요한 전문과 혹은 분야의 전문가가 참여하였는지 평가를 한다.

❷ 평가의 대상은 개발그룹이며, 자문위원회는 고려의 대상 정도이다.

❸ 어떠한 전문성이 필요한가는 명확히 정의하기 어렵지만, 지침의 핵심질문과 권고안에서 다루고 있는 중재 혹은 진단을 다루는 전문가, 지침의 권고안을 주로 사용한 사용자 집단에 해당하는 전문가, 지침의 적용 대상군의 관점과 선호를 반영할 수 있는 개인은 포함시키는 것을 고려하여야 한다. 예들 들어 중재 내용에 수술이 포함된 경우는 수술 전문가, 일차의료가 대상인 경우 일차의료의사, 진단이 범위에 있는 경우 영상의학이나 진단검사 전문의 등을 포함하는 것이 추천된다.

❹ 외부검토를 담당하였거나 개발된 권고안에 대한 투표 참여 등을 담당한 경우는 개발그룹으로 인정하기 어렵다.

예시 4-1

Prostate Cancer Foundation of Australia and Cancer Council Australia PSA Testing Guidelines Expert Advisory Panel. Draft clinical practice guidelines for PSA testing and early management of test-detected prostate cancer. Prostate Cancer

Foundation of Australia and Cancer Council Australia, Sydney (2016).[8]

A1.2 Guideline development group

Following a consultation process with key stakeholders involved in cancer control and clinical care delivery, including the Urological Society of Australia and New Zealand (USANZ) and the Royal College of Pathologists of Australasia (RCPA), PCFA invited a multidisciplinary group of relevant experts to develop a clinical guideline for PSA testing and clinical care immediately following test-detected prostate cancer. This was to ensure that representatives from all specialities and disciplines involved in the diagnosis and management of prostate cancer were represented. Two consumer representatives were also invited to be part of the Expert Advisory Panel (EAP) (see Appendix 2).

PCFA and Cancer Council Australia appointed a steering committee. The Project Steering Committee was responsible for the overall management and strategic leadership of the guideline development process. The Project Steering Committee ensured that all deliverables agreed in the project plan were delivered to acceptable standards in accordance with NHMRC requirements.

8) Prostate Cancer Foundation of Australia and Cancer Council Australia PSA Testing Guidelines Expert Advisory Panel. Draft clinical practice guidelines for PSA testing and early management of test—detected prostate cancer. Prostate Cancer Foundation of Australia and Cancer Council Australia, Sydney (2016).

APPENDIX 2: COMMITTEE MEMBERS & CONTRIBUTORS

PROJECT STAFF

Name	Position	Project role
Julie Sykes*	Director of Health and Education Programs, Prostate Cancer Foundation of Australia	Project manager NHMRC point of contact Project governance
Dr Tim Wong**	Manager, Advocacy and Resources, Prostate Cancer Foundation of Australia	Project manager Project governance
Christine Vuletich***	Manager Clinical Guidelines Network, Cancer Council Australia	Management of guideline development process Project governance
Jutta von Dincklage****	Head Clinical Guidelines Network, Cancer Council Australia	Management of guideline development process Project governance Technical development and support for the online guideline development
Laura Wuellner*****	Project Manager, Clinical Guidelines Network, Cancer Council Australia	Project support
Suzy Hughes	Project Coordinator, PSA testing guidelines, Cancer Council Australia	Systematic review team
Dr Dana Stefanovic	Project Coordinator, PSA testing guidelines, Cancer Council Australia	Systematic review team
Dr Albert Chetcuti	Project Coordinator, PSA testing guidelines, Cancer Council Australia	Systematic review team
Tracy Tsang******	Project Assistant, PSA testing guidelines, Cancer Council Australia	Systematic review team
Cindy Peng	Project Assistant, PSA testing guidelines, Cancer Council Australia	Systematic review team
Katherine Sheridan	Project Assistant, PSA testing guidelines, Cancer Council Australia	Systematic review team
Sam Egger	Bio Statistician, Cancer Council NSW	Performed statistical analysis for meta-analysis on question 7
Jennifer Harman	Medical writer, Meducation	Editorial consultant

* until 31 July 2015
** until 6 October 2014
*** until 3 July 2014
**** from 4 July 2014, involved as Product Manager, Wiki Development from 2012 to 3 July 2014
***** from 3 September 2014
****** until 14 November 2014

APPENDIX 2: COMMITTEE MEMBERS & CONTRIBUTORS

An Expert Advisory Panel comprising of representatives from all specialities involved in the diagnosis and management of men affected by prostate cancer, and consumer representatives, was convened to develop this PSA testing guideline.

The Expert Advisory Panel is working in partnership with the systematic review team on specific clinical questions in keeping with their area of practice. Question Specific Working Parties were convened as required to develop the response to individual questions. The lead author for the individual question co-opted additional experts for this purpose using members of the Expert Advisory Panel as appropriate. The Program Steering Committee sought additional expert consultation during this process, subject to prior approval by the Expert Advisory Panel.

EXPERT ADVISORY PANEL

Name	Position	Specialty
Emeritus Professor Villis Marshall AC, Chair Expert Advisory Panel	Consultant Urologist; Chair, Australian Commission on Safety and Quality in Health Care, NSW	Urology
Professor Sanchia Aranda	Chief Executive Officer, Cancer Council Australia, NSW †	Cancer Control
Professor Bruce Armstrong AM	Emeritus Professor, School of Public Health, The University of Sydney, NSW	Epidemiology
Dr Joseph Bucci	Radiation Oncologist, Prostate Cancer Institute, St George Hospital, NSW	Prostate Brachytherapy
Professor Suzanne Chambers	Professor of Preventative Health, Griffith Health Institute, QLD	Psycho-oncology
A/Professor Pauline Chiarelli JP	School of Health Sciences (Physiotherapy), The University of Newcastle, NSW	Rehabilitation
Professor Chris Del Mar	Professor of Public Health, Bond University, QLD	General Practice
Professor Mark Frydenberg	Chairman, Department of Urology, Monash Medical Centre, Southern Health, VIC	Urology
Professor Robert 'Frank' Gardiner AM	Centre for Clinical Research, University of Queensland, QLD	Urology

Professor Paul Glasziou	Professor of Evidence Based Medicine, Bond University, QLD	General Practice
Dr Keen-Hun Tai	Chair, Faculty of Radiation Oncology Genito-Urinary Group, VIC	Radiation Oncology
A/Professor Anthony Lowe	Chief Executive Officer, Prostate Cancer Foundation of Australia, NSW	Cancer Control
Dr David Malouf	Consultant Urologist, Prostate Cancer Institute, St George Hospital, NSW	Urology
A/Professor Paul McKenzie	Senior Staff Specialist Tissue Pathology and Diagnostics, Royal Prince Alfred Hospital, NSW	Pathology

APPENDIX 2: COMMITTEE MEMBERS & CONTRIBUTORS

PCFA and Cancer Council Australia appointed a designated Project Steering Committee. The Project Steering Committee was responsible for the overall management and strategic leadership of the guideline development process.

PROJECT STEERING COMMITTEE

Name	Position	Project role
Emeritus Professor Villis Marshall AC	Consultant Urologist; Chair, Australian Commission on Safety and Quality in Health Care, NSW	Chairman of Expert Advisory Panel
Professor Sanchia Aranda	Chief Executive Officer, Cancer Council Australia, NSW †	Co-convenor of Expert Advisory Panel †
Professor Bruce Armstrong AM	Emeritus Professor, School of Public Health, The University of Sydney, NSW	Expert advisor in urology medicine Project governance
Professor Mark Frydenberg	Head of Urology, Monash Medical Centre, Southern Health, VIC	Expert advisor in urology medicine Project governance
Professor Paul Glasziou	Professor of Evidence Based Medicine, Bond University, QLD	Expert advisor in evidence based medicine Project governance
A/Professor Anthony Lowe	Chief Executive Officer, Prostate Cancer Foundation of Australia, NSW	Project Convenor Co-convenor of Expert Advisory Panel Project governance
Professor Dianne O'Connell	Senior Epidemiologist, Cancer Research Division, Cancer Council NSW	Expert advisor in epidemiology Project governance
Professor Ian Olver AM	Chief Executive Officer, Cancer Council Australia, NSW † † Director, Sansom Institute, Chair of Translational Cancer Research, University of South Australia † † †	Co-convenor of Expert Advisory Panel † † Project governance
David Sandoe OAM	National Chairman, Prostate Cancer Foundation of Australia, NSW † † † †	Consumer representative Project governance

† from 3 August 2015
† † until 31 December 2014
† † † from 23 February 2015
† † † † retired as National Chairman on 31 March 2015

APPENDIX 2: COMMITTEE MEMBERS & CONTRIBUTORS

QUESTION SPECIFIC WORKING PARTY MEMBERS AND CONTRIBUTORS

RISK

For Australian men, has a family history of prostate cancer been shown to be reliably associated with a 2.0-fold or greater increase in risk of occurrence of or death from prostate cancer when compared to men who do not have a family history of prostate cancer? (PICO question 1)

Name	Position	Specialty
Professor Bruce Armstrong AM*	Emeritus Professor, School of Public Health, The University of Sydney, NSW	Epidemiology
Professor Dianne O'Connell	Senior Epidemiologist, Cancer Research Division, Cancer Council NSW	Epidemiology
A/Professor David Smith	Research Fellow, Cancer Council NSW	Epidemiology

TESTING

In men without evidence of prostate cancer does a decision support intervention or decision aid compared with usual care improve knowledge, decisional satisfaction, decision-related distress and decisional uncertainty about PSA testing for early detection of prostate cancer? (PICO question 2)

Name	Position	Specialty
Professor Suzanne Chambers*	Professor of Preventative Health, Griffith Health Institute, QLD	Psycho-oncology
A/Professor Pauline Chiarelli JP	School of Health Sciences (Physiotherapy), The University of Newcastle, NSW	Rehabilitation
Professor Robert 'Frank' Gardiner AM	Centre for Clinical Research, University of Queensland, QLD	Urology
A/Professor Dragan Ilic	A/Professor, Department of Epidemiology and Preventive Medicine School of Public Health and Preventive Medicine Monash University, VIC	Epidemiology
Dr Walid Jammal	General Practitioner, NSW	General Practice
Dr David Latini	Assistant Professor of Urology, Baylor College of Medicine, Texas, USA	Urologist
Dr Stefano Occhipinti	Senior Lecturer, Griffith Health Institute, Behavioural Basis of Health Program, and School of Applied Psychology Griffith University, QLD	Psychology

For men without a prostate cancer diagnosis or symptoms that might indicate prostate cancer what PSA testing strategies (with or without DRE), compared with no PSA testing or other PSA testing strategies, reduce prostate cancer specific mortality or the incidence of metastases at diagnosis and offer the best balance of benefits to harms of testing? (PICO question 3.1)

05 진료지침을 적용할 인구집단(환자, 일반인 등)의 관점과 선호도를 고려했고, 그 내용을 포함하고 있다.

▬ 문항이 요구하는 핵심 요소

지침적용 대상 집단의 관점(경험과 기대), 선호도를 조사하여 이를 반영하였으며, 조사방법이 체계적이고, 경험과 기대가 어떻게 반영되었는지에 대한 내용이 명확히 기술되어 있어야 한다.

  ※ 문항이 원하는 바는 무엇인가?

  − 환자의 경험이나 환자가 보건의료 서비스에 대해 갖는 기대가 진료 지침개발에 반영되는 것이 필요하다.

  − 개발그룹에 환자를 포함하거나 환자의 인터뷰를 통해 정보를 얻거나 환자의 경험에 대한 문헌을 검토하는 것 등이 가능한 방법이다.

▬ 구성 요소

❶ 환자의 선호도와 관점을 보기 위해 어떤 방법을 사용하였는지 서술한다 (예: 개발그룹에 참여, 문헌고찰).

❷ 선호도와 관점을 찾기 위해 사용한 방법에 대해 기술한다(예: 문헌근거, 초점 집단 분석).

❸ 모아진 환자 정보의 결과물을 기술한다.

❹ 이러한 결과물들이 실제 권고에 어떻게 반영되었는지 기술한다.

__ 진료지침 기획과 보고 과정에서 고려할 사항

연관되는 AGREE 2.0 평가 항목들과 일관성을 유지해야 한다.

Q10. 권고안 도출 방법: 근거를 기반으로 권고안이 도출되는 과정에 환자의 관점과 선호가 어떻게 영향을 주었는지 서술이 필요하다.

Q11. 편익, 부작용, 위험요인 고려: 임상전문가가 바라보는 편익, 부작용, 위험요인과 환자의 관점에서 다른 부분이 있을 가능성에 대해 검토하고, 만약 다름이 있다면 이를 서술한다.

Tip

❶ 환자의 관점과 선호도 반영의 절대적인 기준 방법은 존재하지 않으며, 개발그룹 내부 결정이 필요하다.

❷ 진료지침을 위한 검색을 기획할 때 환자 선호도와 관점에 대한 문헌검색을 고려한다(관련 Keyword는 MeSH 용어인 "patient preference"이다)

❸ 최근 우리나라 개발그룹에서 현재 관련 질환자 혹은 치료 받고 있는 환자군을 대상으로 설문조사 등의 방법을 시도하거나, 인터넷 커뮤니티를 통한 설문조사를 시도한 경우도 있다.

예시 5-1

한국인 헬리코박터 파일로리 감염 치료 임상 진료 지침 개정안(2020)

I. 서론

4. 환자나 일반인의 관점과 선호도

진료지침 적용 대상인 환자 혹은 일반인의 경험과 기대, 선호도를 반영하기 위하여 위장질환과 연관된 최대 인터넷 커뮤니티를 통하여 구조화된 설문지로 H. pylori 치료에 관한 설문조사를 일반인들에게 실시하였다. 총 233명이 응답하였고, 응답자의 64.4%가 성인 여성이었으며 H. pylori 양성인 경우가 57.5%였다. H. pylori 양성인 경우 치료 의향이 있는 경우가 86.7%였고, 이중 제균 치료를 하고 싶은 이유는 위암 예방 목적 44.6%, 위장 증상 호전 28.8%, 타인에게 전염 우려 9.9%였다. H. pylori 제균 치료에 대하여 가장 걱정스러운 점은 약제 부작용이 80.3%였다.

예시 5-2

Prostate Cancer Foundation of Australia and Cancer Council Australia PSA Testing Guidelines Expert Advisory Panel. Draft clinical practice guidelines for PSA testing and early management of test-detected prostate cancer. Prostate Cancer Foundation of Australia and Cancer Council Australia, Sydney (2016).[9]

- Administrative Report [20/08/15]

d. Consumer representation

Three consumer representatives are members of the Expert Advisory Panel. Two consumer representatives whi are prostate cancer survivors were sought from PCFA's support network. One of these consumers is also PCFA's National Chairman. The third consumer representative is a consumer advocate with Cancer Voices Australia, and organization working to improve the cancer experience for Australians, their families and friends. It is active in the areas of diagnosis, information, treatment, research, support, care, survivorship and policy. To achieve this it works with decision-makers, ensuring the patient perspective is heard.

The consumer representatives attend meetings of Expert Advisory Panel and are involved in the development of the guidelines.

---

9) Prostate Cancer Foundation of Australia and Cancer Council Australia PSA Testing Guidelines Expert Advisory Panel. Draft clinical practice guidelines for PSA testing and early management of test−detected prostate cancer. Prostate Cancer Foundation of Australia and Cancer Council Australia, Sydney (2016).

06 진료지침을 주로 활용할 사용자 집단이 분명하게 규정되어 있다.

___ 문항이 요구하는 핵심 요소

진료지침을 실제 사용할 사람이 누구(예를 들면 류마티스 내과 전문의, 가정의, 요통환자 등)인지 사용자가 어떤 분야에서 어떻게 사용할 수 있는가에 대한 정보가 명확히 기술되어 있어야 한다.

※ 문항이 원하는 바는 무엇인가?

– 지침의 사용자란 해당 진료지침을 실제로 사용할 것으로 예상하는 대상을 말한다.

– 지침 사용자를 명확히 기술한다(예: 전문가, 가정의, 환자, 임상 혹은 기구 지도자/행정가)

– 지침 사용자가 지침을 어떻게 사용할지에 대해 기술한다(예: 임상 결정에 정보 제공)

___ 구성 요소

❶ 진료지침의 성격에 따라 사용자는 매우 좁은 직역을 표현할 수도 있고 (예: 류마치스내과 전문의), 넓은 범위를 지칭할 수 있고(예: 일차진료의사), 여러 전문과목을 나열할 수도 있다(예: 정형외과의사, 재활의학과의사, 신경외과의사 등).

❷ 진료지침의 성격에 따라 임상의사 이외의 직역을 사용자로 제시할 수 있다(환자, 행정가, 간호사, 의과대학생 등).

❸ 지침 사용자가 지침을 어떻게 사용할 지를 기술한다(예: 임상 결정에 정보 제공, 정책결정자에게 정보 제공, 표준 진료에 대한 정보 제공).

___진료지침 기획과 보고 과정에서 고려할 사항

연관되는 AGREE 2.0 평가 항목들과 일관성을 유지해야 한다.

Q1. 범위와 목적: 지침에서 제시하는 목적을 달성하기 충분한 사용자 집단 제시인지 검토한다.

Q2. 임상 질문: 지침에서 제시하시는 사용자 집단이 현장에서 궁금해 하는 임상 질문을 포함하는 것이 좋다. 지침의 임상 질문이 정해 지기 전에, 목표 사용자 집단으로부터 지침에서 다루었으면 하는 질문을 조사하는 것도 추천할 수 있다.

Q4. 개발그룹 구성: 개발그룹 구성에서 목표 사용자 집단을 포함해야 한다. 포함의 범위는 지침의 특성에 따라 합리적인 선에서 개발그 룹이 결정한다.

Q13. 외부검토: 외부검토는 지침에서 제시한 사용자 집단과 전문가를 포괄하는 검토를 추천한다.

Q15. 권고안의 명료함: 권고안의 서술 수준과 구체성이 지침에서 제시 한 사용자 집단에 적절한지 고려해야 한다.

Q19. 조언과 도구: 진료지침에서 제시한 사용자 집단에게 적합한 도구 를 제시한다.

Tip

❶ 개발진이 정의한 사용자 집단은 임상진료지침의 개발그룹과 외부검토진과 상당부분 일치하는 것이 권장된다.

예시 6-1

한국인 헬리코박터 파일로리 감염 치료 임상 진료 지침 개정안(2020)

I. 서론

  2. 임상진료지침의 대상, 범위, 목적 및 사용자

본 진료 지침은 H. pylori 감염을 진단하고 치료할 내과 의사, 가정의학과 의사 및 일차 진료의뿐만 아니라 약사, 간호사, 내시경 검사 인력 및 병리 기사 등 보건의료종사자가 임상에서 의사 결정할 때 사용할 수 있다. 또한 교육 목적으로 의대, 약대 및 간호대 학생, 내과 및 가정의학과 수련의, 간호사 및 의료 기사에게도 사용될 수 있다. 또한 H. pylori 연관 질환의 진료 및 치료가 필요한 환자 및 일반인 등도 이용할 수 있으며, H. pylori 치료에 대한 임상 근거를 바탕으로 최적의 지침 개발을 통하여 건강 보험 적용 등에 대한 정책 결정의 표준을 제시하고자 한다.

예시 6-2

Prostate Cancer Foundation of Australia and Cancer Council Australia PSA Testing Guidelines Expert Advisory Panel. Draft clinical practice guidelines for PSA testing and early management of test-detected prostate cancer. Prostate Cancer Foundation of Australia and Cancer Council Australia, Sydney (2016).[10]

INTENDED USERS OF THIS GUIDELINE

The target users of the guideline are:

- health professionals in primary care, such as general practitioners, advising men who are considering testing or have decided to be tested
- urologists and other health practitioners advising men who have had a positive PSA test, have had a prostate biopsy (either positive or negative for prostate cancer), or have been diagnosed with prostate cancer and are considering their management options.

....

10) Prostate Cancer Foundation of Australia and Cancer Council Australia PSA Testing Guidelines Expert Advisory Panel. Draft clinical practice guidelines for PSA testing and early management of test−detected prostate cancer. Prostate Cancer Foundation of Australia and Cancer Council Australia, Sydney (2016).

The guideline will also be relevant to all other health service personnel involved in PSA testing and the diagnosis and management of prostate cancer, and to people involved in communicating risk, policy amkers, and hospital and health service resource managers.

평가영역

개발의 엄격성 3

Domain 3.
Rigour of Development

7. 근거의 검색에 체계적인 방법이 사용되었다.

8. 근거 선택의 기준이 분명하게 서술되어 있다.

9. 근거 자료의 강도와 한계가 분명하게 서술되어 있다.

10. 권고안 도출 방법이 분명하게 서술되어 있다.

11. 건강상의 편익, 부작용, 위험 요인이 권고안 도출시 고려되었다.

12. 권고안과 이를 뒷받침하는 근거를 명확하게 연결 지을 수 있다.

13. 진료지침은 출판 전에 외부 전문가들에 의한 검토 과정이 있었다.

14. 진료지침의 갱신 절차가 제시되어 있다.

07 근거의 검색에 체계적인 방법이 사용되었다.

___ 문항이 요구하는 핵심 요소

검색의 요소(검색원(검색 데이터베이스), 검색기간, 검색어, 검색전략)들이 모두 서술되어 있고, 내용은 목적범위에 적합하며, 재검색이 가능할 정도로 상세하게 기술되어 있어야 한다.

※ 문항이 원하는 바는 무엇인가?

이 문항은 근거기반 지침 개발의 시작점으로서의 역할을 한다. 사용된 근거의 검색의 타당성을 제시하는 것으로 포괄적이고 체계적 접근을 했다는 것을 제시할 필요가 있다. 해당 항목의 목표를 보다 상세히 구분하면 3가지 내용을 담고 있다.

- 검색 요소의 포함: 검색원, 검색기간, 검색용어, 검색전략으로 구성
- 검색 결과의 제시: 재 검색 가능할 정도의 상세함
- 검색전략의 포함내용: 목적범위의 적합성

검색의 요소를 포함하고 있는가와 재검색이 가능할 정도의 상세함에 대한 내용은 이미 많은 체계적 고찰에서 제시하고 있는 내용이므로 보다 쉽게 적용 가능하다. 다만 검색전략의 포함내용에 있어서 목적범위의 적합성은 해당 영역의 전문성을 가지거나, 검색전략 수립에 익숙하지 않은 경우 평가가 어려운 점이 있다. 따라서 검색식을 도출함에 있어 해당 영역의 전문가와 검색식 수립에 도움을 줄 수 있는 체계적 고찰에 경험이 있는 도서관 사서의 협업이 있었는지의 판단으로 간접적인 판단을 할 수 있다. 다만 좀 더 이해를 돕기 위한 예시로서 체계적 고찰의 평가도구(AMSTAR 2)를 이용한다면 다음 내용과 같다. 다음의 도구에서 요구하는 내용은 검색의 적절성은 최소 2개 이상의 검색원, 검색전략

의 제시, 제한된 검색의 경우 타당한 이유, 참고문헌의 목록 및 회색문헌에 대한 검색, 해당 영역의 전문가의 포함 및 자문, 계획서 등록확인 등을 포함하고 있다.[11]

4. Did the review authors use a comprehensive literature search strategy?

For Partial Yes (all the following):

☐ searched at least 2 databases (relevant to research question)

☐ Provided key word and/or search strategy

☐ justified publication restrictions (eg, language)

For Yes, should also have (all the following):

☐ searched the reference lists/bibliograpgies of included studies

☐ searched trial/study registries

☐ included/consulted content experts in the field

☐ where relevant, searched for grey literature

☐ conducted search within 24 months of completion of the review

☐ Yes ☐ Partial Yes ☐ No

▬ 구성 요소

검색에 대한 기술은 일반적으로 검색의 요소에 해당 되는 내용에 대한 기술을 간단하게 연구방법에 기술하고, 재검색이 가능할 정도의 상세한 검색전략은 일반적으로 부록에 첨부하도록 하고 있다. 검색전략은 해당 검색원에 적합한 통제어휘(Controlled vocabulary(MeSH, Emtree)와 체크태크를 제시하고, 모든 검색

---

11) AMSTAR 2: a critical appraisal tool for systematic reviews that include randomised or non-randomised studies of healthcare interventions, or both. Shea BJ, Reeves BC, Wells G, Thuku M, Hamel C, Moran J, Moher D, Tugwell P, Welch V, Kristjansson E, Henry DA. BMJ. 2017 Sep 21;358:j4008. doi: 10.1136/bmj.j4008.

원에 동일한 자연어와 조합을 통해 검색전략을 수립하게 된다.

일반적으로 체계적 고찰과 임상진료지침의 개발을 위해 사용되는 검색전략은 포괄적으로 민감도 높은 방식을 선택하도록 하고 있으나 검색범위가 너무 넓은 경우 일부 제한적인 검색을 수행할 수도 있으며 이때는 반드시 제한적 검색의 타당성에 대한 설명이 필요하다.

❶ 검색전략을 별도의 부록으로 제시하는 이유는 해당 검색원 혹은 인터페이스별로 통제어휘와 체크태그가 다르기 때문이다. 따라서 이러한 점을 확인할 수 있도록 검색원별로 검색전략을 제시할 필요가 있다

❷ 검색전략 수립 시 일반적으로 결과지표에 대한 결과를 넣지 않는다. 왜냐하면 자연어 검색은 제목과 초록을 통해 수행하게 되며, 초록의 경우 모든 결과지표에 대한 서술을 하지 않기 때문이다. 통제어휘의 경우 역시 유사하여 결과지표의 경우 일반적인 통계방법을 제시하는 경우는 있으나 개별 결과지표를 통제어휘로서 부여하는 경우는 많지 않기 때문에 결과지표를 검색어에 포함하는 순간 결과지표를 초록에 제시하지 않았거나, 통제어휘로 포함되지 않은 경우 검색과정에서 체계적으로 배제될 가능성이 있고, 추가 고려사항으로 통제어휘의 부여는 저자가 하는 것이 아닌 각 검색원에 소속된 사람이 검색원의 규정에 따라 부여하는 것이므로 개별 검색원의 통제어휘 부여의 규정을 알지 못하는 일반 연구자 혹은 저자의 생각과는 차이가 있을 수 있는 점에 대한 주의가 필요하다.

❸ 만약 수용개작을 하는 경우라면 포함된 지침의 최신성이 3개월 이상인 경우 최신성에 대한 보강이 필요하며, 이 경우 신규개발과 동일하게 모든 핵심질문 별로 추가된 최신 논문을 검색하기 위한 검색전략이 제시되어야 한다. 만약 포함된 지침의 최신성이 3개월 이내로 최신성에 대한 검색이 불필요한 경우라고 해도 국내 검색원에 대한 검색이 다른 지침의 개발과정에서 사용되지 않았으므로 모든 연도에 대한 국내 검색원

에 대한 검색이 추가되어야 한다. 지침에 사용된 근거의 최신성에 대한 기준은 아직까지 명백하지 않지만 일반적으로 지침의 개발과정이 1년에 서 2년의 시간이 소요되는 것을 고려하면, 근거를 검색하는 시점에서의 최신성이 3개월 이상의 경우 해당 지침이 출간되는 시점을 가정한다면 근거의 최신성은 반드시 고려되어야 할 부분이다. 근거의 최신성에 대한 3개월 기준은 최근 GRADE group에서 제시한 수용개작방법론에 제시된 내용이며, AMSTAR 2에서 제시한 24개월은 지침이 출간되는 시점을 고려하여 평가해야 한다.

❹ 수용개작을 위한 추가 검색은 최신성이 없는 경우 각 핵심질문의 가장 최근 연구를 기반으로 현재까지의 추가검색이 필요하며, 이때 각 핵심 질문별로 신규개발과 동일한 방법의 검색전략 수립이 필요하다. 단 신 뢰할 만한 지침에서 근거를 이용하였으며, 해당 지침이 근거 검색전략 이 재현성 있게 제시되어 있다면, 근거검색전략의 일관성 측면에서 해 당 지침의 검색전략을 동일하게 사용할 수 있다.

진료지침 기획과 보고 과정에서 고려할 사항

연관되는 AGREE 2.0 평가 항목들과 일관성을 유지해야 한다.

Q2. 지침에서 다루는 핵심질문의 P와 I가 빠짐없이 검색에 포함한다.

Q4. 진료지침 개발그룹은 모든 관련 전문가를 포함하고 있다 : 관련 전 문가로서 체계적 고찰 문헌 검색의 경험이 있는 전문가 혹은 사서 의 포함이 필요하며, 이에 대한 기술에 일관성이 있어야 한다.

Tip

❶ 지침에서 다루는 임상질문의 P와 I를 중심으로 검색이 이루어지므로, 몇 개의 질문이 하나의 검 색식으로 커버될 수 있다. 그러나 지침 전체를 포괄하는 하나의 검색식 제시는 검색이 불충분했

음을 의미할 수 있으므로 주의가 필요하다.

❷ 지침의 독자들에게 근거의 검색이 적절하게 이루어졌음을 잘 보여주기 위해, 부록에 검색일자
와 포함한 기간, 데이터베이스, 검색식을 별도로 제시하는 경우가 일반적이다.

예시 7-1

만성기침 진료지침. 대한천식알레르기학회. 2018.

1) 임상질문의 도출과 문헌검색

본 진료지침에서는 개발위원회의 논의를 거쳐 비특이적 만성기침의 진단과 치료영역에서 PICO 형
식에 따른 10개의 임상질문을 도출하고, 6개의 검색원(Medline, Embase, Cochrane Library,
Scopus, Web of Science, Koreamed)을 대상으로 문헌검색을 진행하였다. 각 실무위원과 방법
론 전문가가 최대한 문헌검색의 민감도를 높일 수 있도록 검색용어를 선정하고 검색식을 만들어
적용하였으며 출판연도와 언어의 제한은 두지 않았다.

• 본문에 기술되는 내용으로 검색원과 절차에 대한 간단한 내용을 기술하고 각각의 핵심질문에 대
한 검색식은 부록에 제시함

예시 7-2

만성기침 진료지침. 대한천식알레르기학회(2018)

1) 성인/소아청소년 비특이적 만성기침 환자에서 경구항히스타민제의 경험적 사용이 기침을 감소
시키는가?

DATABASE	SEARCH STRATERGY
MEDLINE	1. Coughs[tiab] OR Cough[tiab] 36010 2. "Cough"[Mesh] 13370 3. 1 OR 2 40212 4. ("Pheniramine"[Mesh] OR "Histamine Antagonists"[Mesh:NoExp] OR "Histamine H1 Antagonists"[Mesh] OR "Diphenhydramine"[Mesh] OR "Promethazine"[Mesh] OR "Cetirizine"[Mesh] OR "mequitazine"[Supplementary Concept] OR "fexofenadine" [Supplementary Concept] OR "Loratadine"[Mesh] OR "Terfenadine"[Mesh] OR "Ketotifen"[Mesh] OR "acrivastine"[Supplementary Concept] OR "epinastine" [Supplementary Concept] OR "ebastine"[Supplementary Concept] OR "azelastine" [Supplementary Concept] 30146

5. "Histamine H1 Antagonist"[tiab] OR "Histamine H1 receptor Antagonist"[tiab] OR Diphenhydramine[tiab] OR Promethazine[tiab] OR Prometazin[tiab] OR Prothazin[tiab] OR Chlorpheniramine[tiab] OR Chlorprophenpyridamine[tiab] OR Hydroxyzine[tiab] OR Cetirizine[tiab] OR Mequitazine[tiab] OR Pheniramine[tiab] OR Propheniramine[tiab] OR Prophenpyridamine[tiab] OR Piprinhydinate[tiab] OR Fexofenadine[tiab] OR Loratadine[tiab] OR Terfenadine[tiab] OR Ternadin[tiab] OR Terfenadin[tiab] OR ketotifen[tiab] OR Ketotiphene[tiab] OR Ketotiphen[tiab] OR Acrivastine[tiab] OR Epinastine[tiab] OR Ebastine[tiab] OR Ebastel[tiab] OR Azelastine[tiab] OR Azelastin[tiab] 14029

6. 1 OR 2 34749

7. 3 AND 6 410

8. 7 NOT ("review"[Publication Type] OR "review literature as topic"[MeSH Terms]) 337

SCOPUS	1. TITLE-ABS-KEY(Coughs OR Cough) 54507 2. INDEXTERMS("Cough") 20999 3. 1 OR 2 54507 4. INDEXTERMS("Pheniramine" OR "Histamine Antagonists" OR "Histamine H1 Antagonists" OR "Diphenhydramine" OR "Promethazine" OR "Cetirizine" OR "mequitazine" OR "fexofenadine" OR "Loratadine" OR "Terfenadine" OR "Ketotifen" OR "acrivastine" OR "epinastine" OR "ebastine" OR "azelastine") 63581 5. TITLE-ABS-KEY("Histamine H1 Antagonist" OR "Histamine H1 receptor Antagonist" OR 6. Diphenhydramine OR Promethazine OR Prometazin OR Prothazin OR Chlorpheniramine OR Chlorprophenpyridamine OR Hydroxyzine OR Cetirizine OR Mequitazine OR Pheniramine OR Propheniramine OR Prophenpyridamine OR Piprinhydinate OR Fexofenadine OR Loratadine OR Terfenadine OR Ternadin OR Terfenadin OR ketotifen OR Ketotiphene OR Ketotiphen OR Acrivastine OR Epinastine OR Ebastine OR Ebastel OR Azelastine OR Azelastin) 14998 6. 4 OR 5 65444 7. 3 AND 6 775 8. 7 AND (EXCLUDE (DOCTYPE , "re")) 626
WOS	1. TOPIC: (Coughs OR Cough) OR TITLE: (Coughs OR Cough) 29604 2. TOPIC: ("Histamine H1 Antagonist" OR "Histamine H1 receptor Antagonist" OR Diphenhydramine OR Promethazine OR Prometazin OR Prothazin OR Chlorpheniramine OR Chlorprophenpyridamine OR Hydroxyzine OR Cetirizine OR Mequitazine OR Pheniramine OR Propheniramine OR Prophenpyridamine OR Piprinhydinate OR Fexofenadine OR Loratadine OR Terfenadine OR Ternadin OR Terfenadin OR ketotifen OR Ketotiphene OR Ketotiphen OR Acrivastine OR Epinastine OR Ebastine OR Ebastel OR Azelastine OR Azelastin) OR TITLE: ("Histamine H1 Antagonist" OR "Histamine H1 receptor Antagonist" OR Diphenhydramine OR Promethazine OR Prometazin OR Prothazin OR Chlorpheniramine OR Chlorprophenpyridamine OR Hydroxyzine OR Cetirizine OR Mequitazine OR Pheniramine OR Propheniramine OR Prophenpyridamine OR Piprinhydinate OR Fexofenadine OR Loratadine OR Terfenadine OR Ternadin OR Terfenadin OR ketotifen OR Ketotiphene OR Ketotiphen OR Acrivastine OR Epinastine OR Ebastine OR Ebastel OR Azelastine OR Azelastin) 13691 3. 1 AND 2 203 4. 3 [excluding] DOCUMENT TYPES: (REVIEW) 184
EMBASE	1. Coughs:ab,ti OR Cough:ab,ti 53255

2. "Cough"[Mesh] 88158

3. 1 OR 2 103592

4. 'pheniramine'/exp OR 'antihistaminic agent'/de OR 'histamine H1 receptor antagonist'/de OR 'diphenhydramine'/exp OR 'promethazine'/exp OR 'cetirizine'/exp OR 'mequitazine'/exp OR 'fexofenadine'/exp OR 'loratadine'/exp OR 'terfenadine'/exp OR 'ketotifen'/exp OR 'ketotifen fumarate'/exp OR 'acrivastine'/exp OR 'epinastine'/exp OR 'ebastine'/exp OR 'azelastine'/exp 87025

5. 'histamine h1 antagonist':ab,ti OR 'histamine h1 receptor antagonist':ab,ti OR diphenhydramine:ab,ti OR promethazine:ab,ti OR prometazin:ab,ti OR prothazin:ab,ti OR chlorpheniramine:ab,ti OR chlorprophenpyridamine:ab,ti OR hydroxyzine:ab,ti OR cetirizine:ab,ti OR mequitazine:ab,ti OR pheniramine:ab,ti OR propheniramine:ab,ti OR prophenpyridamine:ab,ti OR piprinhydinate:ab,ti OR fexofenadine:ab,ti OR loratadine:ab,ti OR terfenadine:ab,ti OR ternadin:ab,ti OR terfenadin:ab,ti OR ketotifen:ab,ti OR ketotiphene:ab,ti OR ketotiphen:ab,ti OR acrivastine:ab,ti OR epinastine:ab,ti OR ebastine:ab,ti OR ebastel:ab,ti OR azelastine:ab,ti OR azelastin:ab,ti 17905

6. 4 OR 5 90465

7. 3 AND 6 2620

8. 7 NOT ('conference review'/it OR 'review'/it) 1997

9. 8 NOT ('animal experiment'/de OR 'animal model'/de OR 'nonhuman'/de) 1874

COCHRANE	1. Coughs or Cough:ti,ab,kw (Word variations have been searched) 7135

2. MeSH descriptor: [Cough] explode all trees 1053

3. 1 OR 2 7135

4. MeSH descriptor: [Pheniramine] explode all trees 370

5. MeSH descriptor: [Histamine Antagonists] this term only 199

6. MeSH descriptor: [Histamine H1 Antagonists] explode all trees 1663

7. MeSH descriptor: [Diphenhydramine] explode all trees 396

8. MeSH descriptor: [Promethazine] explode all trees 246

9. MeSH descriptor: [Cetirizine] explode all trees 450

10. MeSH descriptor: [Loratadine] explode all trees 390

11. MeSH descriptor: [Terfenadine] explode all trees 495

12. MeSH descriptor: [Ketotifen] explode all trees 190

13. 4-12/OR 3034

14. "Histamine H1 Antagonist" or "Histamine H1 receptor Antagonist" or Diphenhydramine or Promethazine or Prometazin or Prothazin or Chlorpheniramine or Chlorprophenpyridamine or Hydroxyzine or Cetirizine or Mequitazine or Pheniramine or Propheniramine or Prophenpyridamine or Piprinhydinate or Fexofenadine or Loratadine or Terfenadine or Ternadin or Terfenadin or ketotifen or Ketotiphene or Ketotiphen or Acrivastine or Epinastine or Ebastine or Ebastel or Azelastine or Azelastin:ti,ab,kw (Word variations have been searched) 5502

15. 13 OR 14 5769

16. 3 AND 15 174

17. 16/TRIALS 166

KOREAMED   1. "Histamine H1 Antagonist"[ALL] OR "Histamine H1 receptor Antagonist"[ALL] OR Diphenhydramine[ALL] OR Promethazine[ALL] OR Prometazin[ALL] OR Prothazin[ALL] OR Chlorpheniramine[ALL] OR Chlorprophenpyridamine[ALL] OR Hydroxyzine[ALL] OR Cetirizine[ALL] OR Mequitazine[ALL] OR Pheniramine[ALL] OR Propheniramine[ALL] OR Prophenpyridamine[ALL] OR Piprinhydinate[ALL] OR Fexofenadine[ALL] OR Loratadine[ALL] OR Terfenadine[ALL] OR Ternadin[ALL] OR

Terfenadin[ALL] OR ketotifen[ALL] OR Ketotiphene[ALL] OR Ketotiphen[ALL] OR
Acrivastine[ALL] OR Epinastine[ALL] OR Ebastine[ALL] OR Ebastel[ALL] OR
Azelastine[ALL] OR Azelastin[ALL] AND Coughs[ALL] 0
2. "Histamine H1 Antagonist"[ALL] OR "Histamine H1 receptor Antagonist"[ALL]
OR Diphenhydramine[ALL] OR Promethazine[ALL] OR Prometazin[ALL] OR
Prothazin[ALL] OR Chlorpheniramine[ALL] OR Chlorprophenpyridamine[ALL] OR
Hydroxyzine[ALL] OR Cetirizine[ALL] OR Mequitazine[ALL] OR Pheniramine[ALL]
OR Propheniramine[ALL] OR Prophenpyridamine[ALL] OR Piprinhydinate[ALL] OR
Fexofenadine[ALL] OR Loratadine[ALL] OR Terfenadine[ALL] OR Ternadin[ALL] OR
Terfenadin[ALL] OR ketotifen[ALL] OR Ketotiphene[ALL] OR Ketotiphen[ALL] OR
Acrivastine[ALL] OR Epinastine[ALL] OR Ebastine[ALL] OR Ebastel[ALL] OR
Azelastine[ALL] OR Azelastin[ALL] AND Cough[ALL] 4
3. 1 OR 2 4

- 부록에 기술하는 내용임
- 하나하나의 검색용어를 개별로 나열하는 방식을 선택할 수 있으나, 대부분의 많은 지침이 다양한 검색용어를 포함하여 민감도 높게 검색하므로 하나의 검색전략에 포함된 용어가 100개 이상이 되는 경우도 있으므로 동일한 항목(중재, 대상군 등의 동일한 검색용어)을 하나의 검색결과로 합산하여 제시함

08 근거 선택의 기준이 분명하게 서술되어 있다.

_문항이 요구하는 핵심 요소

포함/배제의 기준이 잘 제시되어 있고, 이론적 근거가 명확하게 제시되어 있으면서 진료지침의 목적범위에 부합해야 한다.

※ 문항이 원하는 바는 무엇인가?

이 문항은 근거의 선택과 관련된 포함/배제기준에 대한 제시와 이에 대한 이론적 근거, 진료지침의 목적범위에 대해 설명하고 있다. 해당 항목의 목표를 보다 상세하게 구분하면 3가지 내용을 담고 있다.

- 근거의 선택을 위한 조건: 근거선택의 포함/배제기준(대상집단, 연구설계, 비교방법, 결과, 언어, 연구배경 및 상황 등의 기준 제시)
- 선택기준에 대한 이론적 근거
- 진료지침의 목적범위의 적합성

선택기준의 이론적 근거와 진료지침 목적범위의 적합성은 유사한 내용을 포함하고 있으나 차이점은 진료지침의 경우 체계적 고찰과 구분되는 특성 중 하나는 우리나라의 진료환경, 환자의 특성을 반영한다는 것이다. 따라서 선택기준에 미국의 지역사회지침의 검색범위에서 일정 수준 이상의 국가에서 연구된 결과로 제한하는 것은 이론적 근거에 따르기보다는 진료지침의 목적범위에 부합하는 기준이라고 할 수 있다.

현행 진료지침 개발에서 많은 학회에서 동일한 기준을 적용하여 근거의 선택 및 배제 기준을 제시하는 경우가 많은데 개별 핵심질문별로 포함된 연구의 특성이 다르므로 각 핵심질문에 적합한 근거선택기준에 제시되어야 한다. 또한 근거선택과정의 명확성을 제시하기 위해 최종 선택에서 제외된 연구의 경우 목록을 제시하는 것으로 선택과정의 투명성을 제고해 볼 수 있다.

구성 요소

근거선택과정과 근거선택의 기준이 제시돼야 하며, 이는 PICOS로서 정리
될 수 있다.

❶ 대상환자(P): 대상 환자 혹은 질병특성에 대한 기술

❷ 중재(I): 관심중재(노출)에 대한 상세한 기술

❸ 대조(대조군)(C): 관심중재와 비교되는 중재 혹은 관심대상환자와 비교
되는 다른 특성을 가진 집단

❹ 결과(O): 이득과 위해, 보고자 하는 건강결과 등

❺ 연구설계(S): 무작위연구로 제한할 것인지, 아니면 관찰연구를 포함할
것인지, 관찰연구라면 대조군이 있는 연구만으로 제한할 것인지 등의
다양한 연구설계에 대한 고려

진료지침 기획과 보고 과정에서 고려할 사항

연관되는 AGREE 2.0 평가 항목들과 일관성을 유지해야 한다.

Q1. 범위와 목적: 근거 문헌의 선택과 배제는 지침에서 제시하는 '범위
와 목적'에 부합해야 한다.

Tip

근거의 포함/배제기준의 경우 수용개작과 신규개발의 경우 서술에 고려할 사항이 차이가 존재한
다. 기본적으로 근거의 포함/배제기준의 경우 각 핵심질문의 근거선택 기준이 제시되어야 하며, 배
제사유와 배제된 연구의 목록의 제시가 필요하다. 신규개발의 경우 이러한 절차가 어렵지 않으나
수용개작의 경우 근거선택의 기준제시가 보다 복잡할 수 있다. 따라서 신규개발과 수용개작을 구

분하여 제시하였다

1) 신규개발

신규개발의 경우 위에서 서술한 항목의 제시가 필요하다. 근거의 포함/배제기준은 일반적으로 부록으로 제시하며, 일부의 경우 본문 중 PICO의 항목에서 제시하기도 한다. 그러나 PICO의 항목보다 상세한 설명이 필요한 경우가 있으므로 필요한 경우 추가 기준을 제시한다.

제시의 방법은 연구선택의 흐름도를 통해 제시할 수도 있으나, 주의가 필요한 부분은 연구선택의 흐름도에서 일반적으로 제시하는 배제사유는 배제기준이므로 포함기준과는 다르다. 포함 및 배제기준이 있으나 해당 연구가 없다면 흐름도의 배제사유로서 제시되지 않기 때문에 흐름도와 별개로 포함 및 배제사유가 필요하며, 최종 본문을 읽고 배제한 연구에 대해서는 목록화하는 것이 필요하다.

2) 수용개작

수용개작은 두 단계의 근거수집의 단계를 갖는다고 할 수 있다. 첫 번째는 지침을 검색하고 수집하여 선택하는 과정이며, 두 번째는 해당 지침에서 사용한 근거를 이용하고, 추가적으로 최신성을 보강하는 작업을 하는 과정이다.

이때 문제가 되는 것은 하나의 지침을 선택하고 하나의 지침의 결과만을 이용하는 경우보다는 다양한 지침을 이용하여 해당 근거를 사용하는 경우의 근거선택 기준이다. 사용된 지침에서 근거선택 방법과 기준이 서로 다르다면 그를 통합하는 작업이 필요하며, 이는 추가된 최신성을 보강하는 과정에서 근거를 선택하는 기준으로서 사용될 필요가 있다.

수용개작을 하는 국내 많은 지침들이 지침을 선택하는 기준에 대해서 제시하고 있는 반면 각 핵심질문 별 근거선택기준을 제시한 경우는 거의 찾아볼 수 없다. 그러나 수용개작의 방법이 선택된 지침의 근거를 이용하고 그에 대한 해석과 권고안의 도출을 국내 현실에 적용하여 새롭게 부여하는 방식이라면, 사용된 지침에서 제시한 근거선택 기준을 면밀히 확인하여 최신성 보강을 위한 통합된 기준을 제시하는 것이 필요하다.

예시 8-1

만성기침 진료지침. 대한천식알레르기학회(2018)

3. 문헌 선택/제외 기준

Types of participants

- Patients with chronic cough (child: <15 years, ≥ 4 weeks; adult: ≥ 15 years, ≥ 8 weeks)
- Non-specific cough (dry and non-productive cough without any other respiratory symptom, sign or systemic illness).

Types of interventions

- All randomized controlled comparisons
- Trials only comparing two or more medications without a placebo or placebo-like medication (i.e. medications known not to improve cough) comparison group were not included.
- Trials that included the use of other medications or interventions were included if all participants had equal access to such medications or interventions.

Exclusion criteria:

- cough related to mycoplasma, pertussis and chlamydia,
- presence of underlying cardio-respiratory condition,
- current or recurrent wheeze (>2 episodes),
- presence of other respiratory symptoms (productive or wet cough in adult, haemoptysis, dyspnoea),
- presence of other respiratory signs (clubbing, chest wall deformity, respiratory noises such as wheeze on auscultation and other adventitious sounds),
- presence of any sign of systemic illness (failure to thrive, aspiration, neurological or developmental abnormality), presence of lung function abnormality

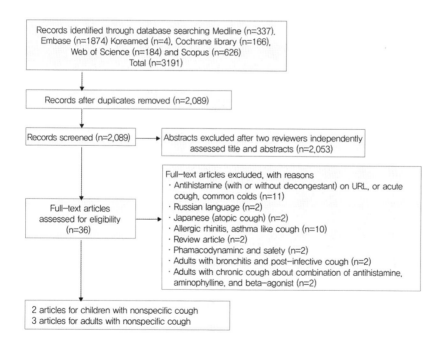

- 문헌선택과 배제기준을 제시하고 추가적으로 연구선택과정의 흐름도 제시

예시 8-2

Prostate Cancer Foundation of Australia and Cancer Council Australia PSA Testing Guidelines Expert Advisory Panel. Draft clinical practice guidelines for PSA testing and early management of test-detected prostate cancer. Prostate Cancer Foundation of Australia and Cancer Council Australia, Sydney (2016).[12]

1.3. Inclusion and Exclusion Criteria

Selection criteria	Inclusion criteria	Exclusion criteria
Study type	Intervention	Nomograms (or predictive model) that have been validated in a separate cohort
Study design	Randomised controlled trial or meta-analysis/systematic review thereof	
Population	Men with histologically confirmed prostate cancer	Studies that restricted participants based on biomarker status
Intervention	Watchful waiting	
Comparator	Immediate definitive treatment	
Outcomes	Overall mortality, or Prostate cancer-specific mortality, or Quality of life, or Adverse events	
Language	English	
Publication period	After 31 December 1989 and before 1 March 2014	

....

12) Prostate Cancer Foundation of Australia and Cancer Council Australia PSA Testing Guidelines Expert Advisory Panel. Draft clinical practice guidelines for PSA testing and early management of test−detected prostate cancer. Prostate Cancer Foundation of Australia and Cancer Council Australia, Sydney (2016).

09 근거 자료의 강도와 한계가 분명하게 서술되어 있다.

__ 문항이 요구하는 핵심 요소

사용한 근거의 질 평가 도구(예: RoB 2, GRADE법)에 대한 명시가 있으며, 근거자료의 강도 및 한계와 관련 있는 모든 요소(연구설계, 제한점, 결과의 일관성, 편익/위해의 규모, 적용가능성)가 상세하게 기술되어 있어야 한다.

※ 문항이 원하는 바는 무엇인가?

이 문항은 권고를 뒷받침하는 근거의 강점과 한계를 제시하는 부분으로 권고의 타당성을 좀 더 명확히 제시하는 부분이다. 해당 항목의 목표를 보다 상세히 구분하면 다음과 같다.

- 개별연구의 질평가 도구[13]: 연구 설계에 적합한 도구 제시(예: RoB 2(무작위대조군연구), ROBINS-I(비무작위연구))
- 해당 핵심질문의 근거수준의 평가방법 예시: 하나의 주제에 여러 연구결과를 합산하는 과정에서의 고려사항(예: GRADE법[14])
- 근거자료의 강도와 한계와 관련 있는 모든 요소의 평가대상: 편익/위해의 규모

근거의 강도와 한계는 두 단계 접근법을 가지고 있다. 근거수준을 평가하는 과정은 개별연구 하나하나를 평가하는 과정을 통해 개별 연구의 비뚤릴 가능성과 이로 인한 효과의 추정치의 영향 정도를 파악하는 것이 첫 번째 단계이며, 이때 보다 중요한 것은 연구의 내적일관성이다. 이 과정을 통해 개별연구의 평가가 완

....

13) https://methods.cochrane.org/bias/resources/rob-2-revised-cochrane-risk-bias-tool-randomized-trials
14) https://www.gradeworkinggroup.org/

료되었다면, 두 번째 단계로서 각 핵심질문에 모아진 연구를 기반으로 각 모아진 연구의 결과의 일관성, 포함된 연구의 중재/대상/세팅 등에서의 일관성, 출판편향의 가능성, 충분한 연구대상을 통한 정밀성 등을 평가하게 되며, 이때 보다 중요하게 평가될 수 있는 항목으로 적용가능성(일반화 가능성), 즉 외적타당도이다.

이러한 두 단계 평가를 통해 해당 권고의 기반이 되는 근거의 타당성을 제시할 수 있다. 단 이때 국내 지침에서 일반적으로 누락되는 항목이 위해에 대한 근거수준의 타당성에 대한 제시이다. 일반적으로 이득에 대한 근거수준에 대한 제시는 이루어지는 반면 위해에 대한 근거수준에 대한 제시가 미흡하다. 권고는 이득와 위해의 균형을 통해 판단이 이루어져야 하므로 위해에 대한 근거수준에 대한 평가와 제시가 필요하다.

▬ 구성 요소

근거수준에 대한 평가는 일반적으로 두 단계이므로 각 단계에서 사용한 도구에 대한 기술이 필요하다. 도구는 일반적으로 타당도가 검증된 도구(표 2)를 이용하는 것이 도구 선택의 타당성에 대한 불필요한 논쟁의 여지를 가지지 않을 수 있다. 그러나 꼭 특정 도구를 선택할 필요는 없다. 단 일반적으로 사용되는 도구가 아니라면, 타당성을 검증한 논문을 인용할 필요성이 있다.

표 2. 연구 질평가도구

평가단계	연구설계	도구	평가내용
개별연구 단계	무작위연구	COCHRANE ROB 2	무작위 배정방법. 배정은폐, 맹검방법, 결측자료 및 결측률, 자료분석 및 보고
	비무작위연구	ROBINS-1 ROBANS Newcastle-Ottawa	교란변수 통제, 대상환자 선택방법, 중재의 구분, 양군의 비교가능성, 결측자료 및 결측률, 자료분석 및 보고
	진단연구	QUADAS 2	대상자 선택, 표준검사와 대상검사 적절성, 맹검, 연구의 전반적 흐름
근거의 합성 단계	구분 없음	GRADE 등	연구들 전반에 걸친 결과의 일관성 연구들 전반에 걸친 결과의 방향성

평가단계	연구설계	도구	평가내용
			편익의 규모 대비 위해의 규모
			실제 상황에서의 적용가능성
			연구보고에서의 무보고를 포함한 편향의 문제

각 단계별 선택한 도구를 통한 평가결과를 제시하고 이를 그림이나 표로서 제시하여 근거의 강도와 한계에 대한 직관적이고 명백한 결과를 제시하여야 하며, 이를 개별 권고의 강도와 방향을 결정하는 데 어떤 영향을 미쳤는지에 대한 기술이 필요하다.

일반적으로 평가결과는 개별 단계에 대한 평가결과를 부록을 통해 제시하고 핵심질문단계의 경우는 GRADE의 SoF table을 통해 본문 중에 제시하기도 한다. 이를 요약하면 다음과 같다.

- 연구방법: 도구에 대한 설명과 기술
- 본문: 각 핵심질문별로 근거의 강도와 한계 기술
- 부록: 각 도구에 따른 근거수준 평가 표(또는 그림) 제시

__진료지침 기획과 보고 과정에서 고려할 사항

연관되는 AGREE 2.0 평가 항목들과 일관성을 유지해야 한다.

Q10. 권고 도출 방법 서술: 근거 자료의 강도와 한계가 권고안 도출에 어떻게 반영 되었는지를 지침에서 확인할 수 있어야 한다.

Tip

지침 개발진이 근거 자료의 강도와 한계를 권고안 도출에 고려하였음을 독자들이 알 수 있게 해야 한다.

아래 다양한 예시를 제시하였으며, 지침의 독자들이 직관적으로 근거 자료의 강도와 한계가 권고안 도출이 고려되었음을 파악하도록 할 수 있을지 개발그룹 내 토의를 통해 결정한다.

예시 9-1

대변실금 진료권고안, 대한대장항문학회(2020)

[개발 방법] 부분에 제시된 사례로 사용한 질 평가 도구에 대한 설명 및 적용방법 설명을 포함한다.

3. 엄격한 문헌 평가 방법론 적용

연구설계별 문헌 평가 방법론 구분 적용하였으며 개별 핵심질문별 평가결과의 일관성을 유지하기 위해 개별 도구에 대한 2회 워크샵을 시행하였다. 일차 워크샵에서 각 도구에 대한 개요를 소개하였으며, 이차 워크샵을 통해 해당 영역의 예시논문을 개별 평가위원에게 사전에 공지하여 평가하도록 하고, 사전 평가 결과와 비교하여 평가결과를 재설명하는 과정을 통해 평가위원별 변이를 최소화하고자 하였다.

- 무작위 대조군 연구: Cochran ROB 2.0
- 비무작위 연구: BOBINS-1
- 진단 연구: QUADAS 2
- 단면 연구: Appraisal tool for Cross-Sectional Studies(AXIS)
- 체계적 고찰: AMSTAR 2

근거수준 및 권고등급 평가

GRADE(Grading of Recommendations Assessment, Development and Evaluation, http://www.gradeworkinggroup.org) 접근법에 따른 근거수준 결정 방법과 권고등급 적용하였다. 근거수준 결정은 GRADE 방법론에 대한 이해가 필요하므로 개별 핵심질문을 담당한 위원과 방법론 전문가의 협의를 통해 근거수준을 평가하였다. 이를 통해 해당 지침의 근거수준의 평가결과의 일관성을 유지하고자 하였다.

1. 근거수준: 포함된 연구의 질, 연구간 임상적, 통계적, 연구방법적 이질성 및 직접성, 연구의 정밀성, 출판편향 등을 고려하여 4단계의 근거수준 제시(근거 수준은 높음(high)), 중등도(moderrate), 낮음(low), 매우 낮음(very low))으로 평가하였다.

[각 권고안에 대한 설명부분] 본문의 해당 권고안에 대한 근거 요약에서 관련 서술을 포함하고 있는 사례이다. 개별연구단계에서의 문제점과 근거를 합성하는 단계에서의 문제점을 함께 기술한다.

근거수준: 개별질평가결과 및 핵심질문에 대한 근거수준평가와 근거의 강도와 한계

분석에 포함된 연구는 이득에 관한 1개의 사전-사후 평가 연구와 위해에 관한 1개의 체계적 고찰에 포함된 7개의 무작위 연구이다(표 10-1, 10-2)[1,2] (부록 p.16, p.31). 그러나 체계적 고찰에 포함된 7개의 무작위 연구는 치료에 따른 결과를 비교하기 위한 무작위 연구로서 각 시술별 부작용을 평가하는 본 연구의 주제에는 비교된 결과를 이용하지 않았으므로 사전-사후 연구의 특성을 가진 것으로 평가하였다(표 10-3, 그림10-3). 포함된 개별 연구가 연구 대상자의 수가 적으며, 환자 선택

기준이 명백하지 않고, 회상 비뚤림 가능성, 장루조성술 시술 이후 기간에 대한 정보가 없으므로 시간에 따른 위해에 대한 경험 등을 평가할 수 없는 점 등으로 인해 효과를 과장할 가능성을 배제할 수 없어 연구 설계의 비뚤림과 연구결과의 이질성, 정밀성 항목에서 한 단계씩 낮아져 최종적으로 매우 낮음(very low evidence)의 근거수준으로 평가되었다(그림 10-3).

이득과 위해의 균형

위해에 대한 연구들은 대부분 대장직장암 환자를 대상으로 했으므로 대상환자의 간접성이 존재하나, 기저질환의 차이가 장루로 인한 합병증의 발생에 많은 영향을 미치지는 않을 것으로 판단하였다. 이득에 대한 결과는 한 개의 근거 수준이 낮은 연구에 기반하지만 위해에 대한 결과는 다수의 무작위대조군 연구를 기반으로 하였다. 단 본 연구를 위해 무작위 연구는 각 시술 별 위해에 대한 근거만을 수집하였으므로 무작위 연구로서의 근거 수준을 가지지는 않는다.

이득에 대한 효과의 크기는 크지만 하나의 연구결과를 기반으로 한 제한점 대비 위해에 대한 결과는 보다 다수의 연구를 기반으로 한 장점을 갖는 대신 기간의 효과를 제시하지 못한 점과 대상 위해가 발생한 경우 이후 치료 결과에 대한 근거가 명확하지 않는 점 등을 고려하면 이득과 위해의 균형에 대한 불확실성이 존재하므로, 대상 환자의 상태에 따른 이득과 위해에 대한 가능성을 충분히 고려하여 선택해야 한다.

[개별연구수준에서의 질평가 결과제시]

그림 10-3-1. 이득에 대한 포함된 연구의 질평가

	Bias due to confounding	Bias in selection of participants into the study	Bias in classification of interventions	Bias in selection of the reported result	Bias due to deviations from intended interventions	Bias due to missing data	Bias in measurement of outcomes	Overall bias
Christine Norton 2005	4	3	3	1	2	0	3	4
0:No information,1:Low,2:Moderate,3:Serious,4:Critical								

그림 10-3-2. 위해에 대한 포함된 연구의 질평가

ID	Question	Malik, 2018
16	Did the review authors report any potential sources of conflict of interest´ including any funding they received for conducting the review?	3
15	If they performed quantitative synthesis did the review authors carry out an adequate investigation of publication bias (small study bias) and discuss its likely impact on the results of the review?	3
14	Did the review authors provide a satisfactory explanation for´ and discussion of´ any heterogeneity observed in the results of the review?	3
13	Did the review authors account for RoB in individual studies when interpreting/discussing the results of the review?	3
12	If meta-analysis was performed´ did the review authors assess the potential impact of RoB in individual studies on the results of the meta-analysis or other evidence synthesis?	1
11	If meta-analysis was performed did the review authors use appropriate methods for statistical combination of results?	1
10	Did the review authors report on the sources of funding for the studies included in the review?	3
9	Did the review authors use a satisfactory technique for assessing the risk of bias (RoB) in individual studies that were included in the review?	2
8	Did the review authors describe the included studies in adequate detail?	2
7	Did the review authors provide a list of excluded studies and justify the exclusions?	3
6	Did the review authors perform data extraction in duplicate?	4
5	Did the review authors perform study selection in duplicate?	4
4	Did the review authors use a comprehensive literature search strategy?	4
3	Did the review authors explain their selection of the study designs for inclusion in the review?	1
2	Did the report of the review contain an explicit statement that the review methods were established prior to the conduct of the review and did the report justify any significant deviations from the protocol?	4
1	Did the research questions and inclusion criteria for the review include the components of PICO?	3

1:Yes, 2:Partially Yes ,3:No, 4:No meta-analysis

[근거의 합성단계에서의 질평가 결과제시]

표 10-3. 근거 수준(Summary of Findings Table)

Outcomes	Illustrative comparative risks* (95% CI)		Relative effect (95% CI)	No of Participants (studies)	Quality of the evidence (GRADE)	Comments
	Assumed risk	Corresponding risk				
	Control	STOMA				
perceived effect in QoL(quite a lot/great deal)	894 per 1000	644 per 1000 (536 to 751)	risk difference 0.72 (0.6 to 0.84)	135 (1 study)	⊕⊖⊖⊖ very low	
life restriction(quite a lot/great deal)	939 per 1000	723 per 1000 (620 to 817)	risk difference 0.77 (0.66 to 0.87)	135 (1 study)	⊕⊖⊖⊖ very low	
Stoma prolapse Follow-up: 6~60months		LI:0.02(R:0.00,0.03) LC:0.18(R:0.06,0.42) EC:0.03(R:0.03,0.03)	rate 0.06 (0.01 to 0.12)	340 (6 studies)	⊕⊖⊖⊖ very low	
Parastomal hernia Follow-up6~60months		LI:0.05(R:0.00,0.14) LC:0.03(R:0.00,0.06) EC:0.51(R:0.41,0.63)	rate 0.13 (0.04 to 0.22)	305 (6 studies)	⊕⊖⊖⊖ very low	
Peristomal skin complications Follow-up: 6~60months		LI:0.12(R:0.06,0.21) LC:0.21(R:0.18,0.24) EC:0.03(R:0.03)	rate 0.13 (0.08 to 0.17)	352 (7 studies)	⊕⊖⊖⊖ very low	

*The basis for the assumed risk (e.g. the median control group risk across studies) is provided in footnotes. The corresponding risk (and its 95% confidence interval) is based on the assumed risk in the comparison group and the relative effect of the intervention (and its 95% CI).

CI: Confidence interval; R: Range

예시 9-2

National Collaborating Centre for Chronic Conditions. *Stroke: national clinical guideline for diagnosis and initial management of acute stroke and transient ischaemic attack* (TIA). London: Royal College of Physicians, 2008.

10.1.2 Clinical methodological introduction

Effect on clinical outcomes

Overall, five studies were identified.170,171,162,172,173

Three studies compared patients with and without swallowing impairment using a BSA,173,172,170 and two BSA and VF.174,162 Follow-up periods ranged from discharge to 5 years. Level 3+

10.1.4 Clinical evidence statements

Effect on clinical outcomes

Overall, swallowing impairments were associated with increased mortality.171,173,170 Two studies reported a significantly higher proportion of patients with aspiration compared to those without an episode of pneumonia or a chest infection.171,174 One study reported that risk of developing pneumonia was almost four times higher for young aspirating patients compared with young non-aspirating patients. This reduced to 1.75 times for old aspirating patients compared with old non-aspirating patients. Three studies reported an association with measures of disability and dysphagia.171,173,170 Level 2+

One study reported that dysphagia was statistically associated with a longer stay in hospital.171 Two studies reported that patients with dysphagia were statistically more likely to be discharged to institutional care171 or were living in a nursing home at a follow-up.173 Level 2++

In four studies, multivariate analysis reported that dysphagia or swallowing impairment at baseline was an independent predictor of outcome, namely mortality,172,170,171 disability,170 chest infection.162 Level 2++

• 영국 NICE에서 개발한 지침의 사례에서는 10.1.2 부분에 주제별 근거 문헌들의 근거 수준을 포함한 간략한 특성을 서술하여 근거 자료의 강도와 한계를 고려하였음을 나타내고, 10.1.4에서 문헌의 내용들을 요약 제시하고 있다.

10 권고안 도출 방법이 분명하게 서술되어 있다.

___ 문항이 요구하는 핵심 요소

권고안의 도출 방법(Delphi 기법, 불일치해결방법)과 결과가 서술되어 있고, 공식적 합의과정이 최종 권고안 도출에 어떻게 반영되었는지가 상세하게 기술되어 있어야 한다.

※ 문항이 원하는 바는 무엇인가?

권고안은 활용 가능한 모든 과학적 근거와 함께 다른 가용한 근거들이 고려되어 개발된다. 다른 가용한 근거들로 포함되어야 할 것은 전문가의 경험, 의료서비스 이용자와 제공자 등 이해관계자의 관점, 개발그룹의 토의와 쟁점 등이다. 그리고 이러한 개발과정에서의 논의과정과 의견의 불일치에 대한 해결방안들에 대한 상세한 기술을 제시할 필요가 있다.

___ 구성 요소

앞서 합성된 근거 요약 내용을 바탕으로 지침 개발그룹이 어떻게 권고안을 도출까지 합의되었는지 과정을 서술한다. 일반적으로 비공식적 합의와 공식적 합의가 있으나 진료지침 개발그룹에서 지침을 개발하는 경우 각각의 권고안은 다양한 근거수준을 가지고 있으므로 원칙적으로 권고안 도출이전에 도출방법과정을 사전에 정하여 동일한 기준을 가지고 권고안의 결정하는 과정을 가지는 것이 필요하다.

- 비공식적 합의(informal consensus): 과학적 근거가 명확하며 일관되고 전문가들의 경험이 문헌이 제시한 근거와 상당히 일치하는 경우라면, 지침개발그룹은 자연스럽게 권고안의 합의에 도달한다.

– 공식적 합의(formal consensus): 필요시 공식적 합의 방법을 사용한다. 개발그룹은 사용할 공식적 합의 방법의 룰을 사전 정의하고, 과정과 그 과정에서 고려한 요소들을 명료하게 기록하여야 한다.

진료지침 기획과 보고 과정에서 고려할 사항

연관되는 AGREE 2.0 평가 항목들과 일관성을 유지해야 한다.

Q5. 지침 적용 대상의 관점과 선호도

Q9. 근거 자료의 강도와 한계

Q11. 건강상의 편익, 부작용, 위험 요인

권고안의 합의에서 주된 쟁점으로 부상하는 요소들은 AGREE 2.0 문항 중 위의 3가지 항목들이다. 이 요소들의 복잡성 혹은 난이도는 권고안 합의과정의 수월함 혹은 어려움이나 복잡함과 연결되는 경향이 있다.

Tip

권고안을 도출한 방법(공식적 합의방법론 등) 서술과 더불어, 그 과정에서 권고안 도출에 고려된 이슈(이득과 위해, 자원의 문제, 윤리적, 사회적 영향 등)가 최종 권고안에 반영된 상황을 보여줄 필요가 있다. 그러나 모든 권고안이 동일하게 모든 요소의 고려가 필요한 것은 아니므로, 개발진의 판단이 필요하다.

GRADE Evidence to Decision (EtD) Framework은 이 과정을 구조화하여 잘 보여줄 수 있는 도구로 참고할 수 있다.[15]

....

15) Moberg, J., Oxman, A.D., Rosenbaum, S. et al. The GRADE Evidence to Decision (EtD) framework for health system and public health decisions. Health Res Policy Sys 16, 45 (2018). https://doi.org/10.1186/s12961−018−0320−2

예시 10-1

National Collaborating Centre for Chronic Conditions. *Stroke: national clinical guideline for diagnosis and initial management of acute stroke and transient is-chaemic attack (TIA)*. London: Royal College of Physicians, 2008.

- 영국 NICE에서 개발한 지침으로 GRADE EtD framework이 도입되기 이전의 시기의 서술 방법이다.

7 Agreeing the recommendations

The GDG employed formal consensus techniques to:

• ensure that the recommendations reflected the evidence base
• approve recommendations based on lesser evidence or extrapolations from other situations
• reach consensus recommendations where the evidence was inadequate
• debate areas of disagreement and finalise recommendations.

- 권고안 개발에서 개발그룹이 공식적 합의방법을 적용한 경우를 제시하고 있다.

7.2.5 From evidence to recommendations

No clinical trial was identified to answer this question. However, it is clear that there are some patients in whom urgent scanning will result in immediate changes in clinical management. In the absence of reviewing the evidence on which patients should receive urgent scanning, a consensus was reached by the group. It was agreed that patients who are on anticoagulant therapy, have a known bleeding tendency, a depressed level of consciousness, unexplained progressive or fluctuating symptoms, papilloedema, neck stiffness or fever, severe headache at onset and/or indications for thrombolysis or early anticoagulation should receive immediate(next available slot or within 1 hour; within 1 hour out of hours) brain imaging. This consensus was based on both clinical experience and a recommendation made in the Intercollegiate Stroke Working Party guideline (2004 edition).29 The GDG felt that immediate imaging of this patient population would result in changes in clinical management. For the remaining acute stroke patients, the clinical consensus of the group was that scanning should be performed as soon as possible (certainly within 24 hours).The health economic evidence supports the cost effectiveness of immediate scanning, although there may be limitations to the UK study because of changes in radiology staff costings. Immediate scanning, whilst cost effective, maybe difficult to implement because of scanning availability.

- 'From evidence to recommendation' 소제목하에 과학적 근거를 바탕으로 권고안 합의까지 의 주요 내용을들 서술하고 있다.

예시 10-2

WHO consolidated guidelines on tuberculosis: tuberculosis preventive treatment.2020[16)

- 예시는 WHO에서 개발된 결핵지침의 권고안 결정방법에 대한 기술이다. 권고안을 도출하기 위해 고려된 내용에 대한 내용이 아래와 같이 기술되어 있으며 이를 다시 각각의 권고안별로 부록으로 요약하여 제시하고 있다.

  The WHO consolidated guidelines on tuberculosis: tuberculosis preventive treatment were prepared in accordance with the requirements of the Guideline Review Committee. The Guideline Development Group (GDG) considered the quality of the latest available evidence on effectiveness and harms, as well as certainty of the evidence, values and preferences, and issues of equity, resource use, acceptability and feasibility of implementation when updating or formulating new recommendations and determining their strength. The GDG considered the implications of the best available evidence

- GRADE evidence-to-decision tables을 이용하여 각각에 대한 근거와 판단에 필요한 추가적 고려사항에 대하여 기술하고 있다.

Assessment

	judgement	Research evidence	Additional considerations
problem	Is the problem a priority? ○ No ● Yes ○ Varies ○ Don't know	Globally in 2015, there were an estimated 10.4 million incident cases of TB and 1.8 million deaths from TB. Management of LTBI is critical in order to end the global TB epidemic, as stated in the WHO End TB Strategy. Active TB must be excluded before TB preventive treatment is given. Although WHO currently recommends systematic LTBI screening and treatment for household contacts of any age in low-TB incidence countries, it is recommended only for child household contacts < 5 years old in high-TB incidence countries.	

16) https://apps.who.int/iris/handle/10665/330866?show=full

balance of effects	Do the benefits outweigh the harms? ● Yes ○ No ○ They are equal ○ Uncertain	We updated three systematic reviews conducted for the previous LTBI guidelines, focusing on household contacts. The first review addressed the prevalence of LTBI among household contacts by age group, the second the risk of progression from LTBI to active TB among household contacts and the third the cumulative prevalence of active TB among household contacts, irrespective of baseline LTBI status. In most of the studies, prevalent TB cases were those identified at the baseline visit, and those identified later were counted as incident cases. The incidence of TB therefore depended on the timing of the baseline visit relative to the diagnosis of the index case; focusing on incident TB cases, therefore, may introduce bias. In the second and the third reviews, both prevalent TB during the baseline visit and incident TB during follow-up were included in the numerator. We estimated the prevalence ratios by comparing the prevalence of LTBI among household contacts by age stratum, with children < 5 years as the reference group.

- 만약 해당 기준에 필요한 근거가 없다면 위원회의 결정에 추가적으로 고려한 내용과 판단기준에 대해 서술하고 있다. 이를 통해 결정과정의 합리성과 투명성을 제고할 수 있다.

values	Is there important uncertainty about or variability in how much people value the main outcomes? ○ Important uncertainty or variability ○ No important uncertainty or variability ● Minimal uncertainty	We conducted an online survey (https://apps.who.int/iris/bitstream/handle/10665/260235/WHO-CDS-TB-2018.9-eng.pdf) to solicit the values and preferences of individuals affected by the recommendations. Responses were available from 142 respondents with a median age of 46 years (IQR: 37–54 years). More than 80% of the respondents reported that they would strongly or somewhat prefer to receive TB preventive treatment if they were in contact with a person with active TB in the household. Similarly, of 59 respondents with children, more than 80% would strongly or somewhat prefer to give preventive treatment to their children, regardless of the children's age.	Concern about whether the respondents in the online survey correctly reflect the values of clients.

-개별내용을 상세히 기술하고 다음과 같은 요약표로서 결과를 제시한다.

Summary of judgements

	judgement					Implications
Problem	No		Yes		Varies	Unknown
Balance of effects	No	Equal	Yes			Uncertain
Certainty of evidence	Very low	Low	Moderate	High		No included Studies
Values	Important uncertainty	Minimal uncertainty	No important			

	or variability	uncertainty or variability			
Resources required	Greater	Neither greater nor less	Less	Varies	Unknown
Cost-effectiveness	Favours the comparison	Favours neither the intervention nor the comparison	Favours the intervention	Varies	No included studies
Equity	Reduced	Yes	Increased	Varies	Unknown
Acceptability	No	Yes		Varies	Unknown
Feasivility	No			Varies	Unknown

11 건강상의 편익, 부작용, 위험 요인이 권고안 도출시 고려되었다.

문항이 요구하는 핵심 요소

건강상의 편익, 부작용, 위험 요인 모두에 대한 근거문헌 및 데이터가 제시되어 있고, 권고안에 그 내용이 반영되어 있어야 한다.

※ 문항이 원하는 바는 무엇인가?

이 문항은 권고안 도출에서 일반적으로 고려되는 이득과 위해에 대한 균형에 대한 항목이다.

진료지침을 개발하는 과정에서 근거를 해석하고 평가하는 것은 지침을 개발하는 과정 중 가장 중요한 단계이다. 진료지침을 개발하는 위원회는 근거에서 각 권고를 생성하는 과정을 투명하게 설명해야 하며, 해당 근거의 해석과 평가가 권고안의 결정과정에 어떻게 영향을 미쳤는지에 대해 기술하여야 한다. 근거는 이득과 위해, 잠재적 자원의 사용, 근거의 전반적인 질, 다른 고려사항 등을 모두 포함하며, 신뢰성과 타당성이 있는 결과지표로서 설명되어야 한다. 가장 중요한 사항은 중재로 인한 이득과 위해의 중요성, 방향과 크기, 가능한 바라거나 바라지 않는 예후도 포함되어야 한다. 또한 이득은 연구에서 제시되는 이상적 상태에서의 효과 외에도 현실을 고려한 특히, 국내의 연구가 포함되지 못했다면 국내의 의료환경 및 환자특성을 고려해야 하며, 특히 기저 인구집단의 위험율에 대한 고려와 적용이 필요하다.

권고안의 강도와 방향결정에 있어서 타당성을 제시하는 과정으로 해당 항목의 목표를 보다 상세히 구분하면 다음과 같다.

❶ 근거의 내용: 건강상의 이득(편익)과 위해(부작용/위험요인), 편익과 위해의 균형
  - 이득과 위해: 이득과 위해의 결과지표 선택의 타당성(전반적인 효과에

관한 토의) : 예를 들어 유방암의 경우 생존율, 삶의 질, 부작용, 증후 관리, 선택한 치료법과 다른 방법의 비교에 관한 토의, 이러한 쟁점에 대한 고심과 토의내용

- 기저질환/기존치료의 국내 위험도
- 국내 위험도를 고려한 편익과 위해의 균형: 편익과 위해/부작용/위험간의 상쇄 혹은 균형에 대한 보고

❷ 제시되어야 할 결과 지표: 각 내용에 대한 근거문헌 및 데이터

❸ 반영되어야 하는 부분: 권고안에 근거에 대한 논의와 이에 대한 토의사항기술

구성 요소

해당 권고의 특성 혹은 근거의 수준에 따라 다음과 같은 고려사항과 이에 따른 서술이 필요하다.

❶ 해당 권고를 제시하기에 충분한 근거를 가지고 있다면, 위원회는 권고를 결정하기 위해 사용한 근거를 이득과 위해/위험/부작용을 구분하여 제시하며, 해당 중재에 포함된 다양한 결과와 관련된 전반적인 효과에 대한 논의와 이 중 최종 선택된 결과지표에 대한 타당성을 제시할 필요가 있다. 해당 선택된 지표에 대한 이득과 위해에 대한 결과지표가 선정되었다면, 이들 지표에 대한 개별 연구의 데이터 혹은 메타분석으로 분석한 데이터와 근거문헌을 제시해야 하며, 이를 기반으로 이득과 위해의 균형에 대해 서술되어야 한다.

❷ 만약 유사한 이득을 가지고 있는 다른 치료방법이 있거나 환자에게 다양한 이득과 위해에 가능성이 있다면, 다른 치료방법 혹은 다양한 치료결과의 비교 혹은 논의 등을 포함하여야 하며 이 경우 이에 대한 데이터와 근거문헌을 제시하여야 한다.

❸ 만약 불충분한 근거를 가지고 있거나, 근거의 수준이 매우 낮아 제한된 근거를 기반으로 권고를 도출하는 경우 위원회는 근거의 제한성을 충분히 설명하고 권고를 제시하거나, 권고를 만들지 않거나, 혹은 중재를 하지 않는 것을 권고하거나, 연구를 위한 경우의 제한적 권고를 선택할 수 있다. 영국의 NICE는 이러한 경우 중 근거의 제한성을 충분히 설명하고 권고를 제시하는 경우는 근거의 강도에 반영하고 위원회의 고려사항을 제시하도록 하고 있다. 그리고 근거가 미약해서 해당 중재를 하지 않는 것을 권고하는 경우와 연구로서만 권고를 하는 경우에 대해서는 각각 다음과 같은 예시를 제시하고 있다.

- 중재를 하지 않는 것을 권고하는 경우는 해당 서비스를 사용하는 경우 비용 효과적인 이득을 제시할 수 있는 신뢰성 있는 전망이 없는 경우, 중재를 중단한다고 해도 현재 서비스를 받는 사람들의 이득이 감소하지 않을 것이라고 판단되는 경우이다.
- 연구에서만 권고를 사용하라는 결정을 내릴 수 있는 경우는 중재는 서비스를 받는 사람에서 비용 효과적일 것이라는 신뢰성 있는 전망이 있는 경우, 필요한 연구가 실제적으로 계획되었거나 실행될 예정이거나 연구를 위해 이미 환자들이 연구에 참여한 경우이다.

___진료지침 기획과 보고 과정에서 고려할 사항

연관되는 AGREE 2.0 평가 항목들과 일관성을 유지해야 한다.

해당항목은 다음 평가문항인 [권고안과 이를 뒷받침하는 근거를 명확하게 연결 지을 수 있다]와 매우 밀접한 관련성이 있다. 다음 평가항목이 보다 기술적인 근거표, 근거요약을 제시하고 있다면, 해당항목의 경우 근거의 결정, 즉 무엇을 근거로서 정의하였는가? 이득과 위해에 대한 결정과 이에 대한 타당성 그

리고 균형 등을 보다 중점적으로 평가하고 있다. 즉 해당 항목이 근거의 내용에 대한 평가라고 한다면 다음 항목인 권고안과 이를 뒷받침하는 근거를 명확하게 연결 지을 수 있다는 보다 형식적 측면에서의 근거제시를 다룬다.

Q2. 건강 관련 질문: PICO의 결정에서 특히 고려할 의료결과(outcomes) 들이 개발 초기단계부터 잘 정의되어 있어야 한다.

Q9. 근거자료의 강도와 한계: 근거의 이득과 위해에 대한 평가결과를 제시할 때 근거자료의 강도와 한계를 기반으로 할 수밖에 없으므로 이득과 위해에 대한 근거의 강도와 한계는 서로 연결되어 있는 항목이다. 단 근거자료의 강도와 한계는 근거평가도구에 따른 연구 방법측면의 평가라고 한다면, 해당 항목은 이득과 위해에 대한 내용 적 측면에서의 균형을 논의하는 것이므로 개별 이득과 위해의 내용과 이를 뒷받침하는 근거자료의 강도에 따라 균형을 논의하는 것이 필요하다.

Q12. 권고안과 이를 뒷받침하는 근거의 연결: 해당 항목에서 이득과 위해의 균형에 대한 평가는 근거의 신뢰성 문제와 밀접히 관련되어 지기 때문에 [근거자료의 강도와 한계가 분명하게 서술되어 있다] 와 밀접한 관련성이 있다.

Tip

지침의 평가대비 고려사항 및 효과적인 정보제공을 위해 고려사항은 누구나 쉽게 각 권고안의 이득과 위해 및 다양한 대안을 고려한 이득과 위해의 균형을 찾아볼 수 있어야 한다. 일반적으로 권고안은 많은 위원의 참여를 통해 이루어지며, 따라서 개별위원의 특성에 따라 이득과 위해의 기술방법과 이에 대한 균형의 논의가 다르게 이루어질 가능성이 있다. 따라서 정보의 기술은 이루어졌으나 이를 효과적으로 제시되지 못해 적절한 정보를 제공하지 못하거나, 정보의 누락이 이루어질 가능성이 있다. 이러한 문제를 해결하기 위해 권고안에 대한 일정한 포맷을 만들고 이를 모든 권고안에서 동일하게 다뤄진다면 기술을 담당한 위원과 이에 대한 정보를 받아들이는 사용자 모두가 동일하게 정보를 생성, 습득할 수 있다.

다음은 GRADE 그룹에서 제시한 가장 중요하게 고려되어야 할 내용이다. 이러한 내용을 바탕으로 권고를 결정하기 위해 사용된 근거의 요약된 정보에 대한 포맷을 만드는 것을 고려해 볼 수 있다.

- **Problem** - Is the problem a priority?
- **Desirable effects** - How substantial are the desirable anticipated effects?
- **Undesirable effects** - How substantial are the undesirable anticipated effects?
- **Certainty of the evidence of effects** - What is the overall certainty of the evidence of effects?
- **Values** - Is there important uncertainty about or variability in how much people value the main outcomes?
- **Balance of effects** - Does the balance between desirable and undesirable effects favor the option or the comparison (taking the effects, certainty of the evidence, and values into consideration)?
- **Resources required** - How large are the resource requirements(cost?)
- **Certainty of evidence of required resources** - What is the certainty of the evidence of resource requirements (costs)?
- **Cost-effectiveness** - Does the cost-effectiveness of the option favor the option or the comparison?
- **Equity** - What would be the impact on health equity?
- **Acceptability** - Is the option acceptable to key stakeholders?
- **Feasibility** - Is the option feasible to implement?

예시 11-1

National Collaborating Centre for Chronic Conditions. *Stroke: national clinical guideline for diagnosis and initial management of acute stroke and transient ischaemic attack (TIA).* London: Royal College of Physicians, 2008.

7.2   Brain imaging for the early assessment of people with acute stroke

7.2.2   **Clinical methodological introduction**
           No relevant papers were identified

7.2.3   **Health economic methodological introduction**

Two economic evaluations were identified that address early brain imaging following an acute stroke.

An evaluation in the US of the health economics of early scanning assessed usual US practice with practice based on National Institute of Neurological Disorders and Stroke (NINDS) recommendations on time from arrival to hos pital to scanning.68

A UK study69 analysed the HE issues associated with the selection and tim ing of CT scanning after first ever stroke, including ischaemic and haemor rhagic stroke and stroke mimics, but excluding subarachnoid haemorrhage.

7.2.5   **From evidence to recommendations**

No clinical trial was identified to answer this question. However, it is clear that there are some patients in whom urgent scanning will result in immedi ate changes in clinical management. In the absence of reviewing the evi dence on which patients should receive urgent scanning, a consensus was reached by the group. It was agreed that patients who are on anticoagulant therapy, have a known bleeding tendency, a depressed level of conscious ness, unexplained progressive or fluctuating symptoms, papilloedema, neck stiffness or fever, severe headache at onset and/or indications for thrombol ysis or early anticoagulation should receive immediate(next available slot or within 1 hour; within 1 hour out of hours) brain imaging. This consensus was based on both clinical experience and a recommendation made in the Intercollegiate Stroke Working Party guideline (2004 edition).29 The GDG felt that immediate imaging of this patient population would result in changes in clinical management. For the remaining acute stroke patients, the clinical consensus of the group was that scanning should be performed as soon as possible (certainly within 24 hours).The health economic evidence supports the cost effectiveness of immediate scanning, although there may be limi tations to the UK study because of changes in radiology staff costings. Immediate scanning, whilst cost effective, maybe difficult to implement be cause of scanning availability.

7.2.6 RECOMMENDATIONS

R18   Brain imaging should be performed immediately* for people with acute stroke if any of the following apply:

- indications for thrombolysis or early anticoagulation treatment (see sections 8.1 and 8.2)
- on anticoagulant treatment
- a known bleeding tendency
- a depressed level of consciousness (Glasgow Coma Score (GCS) below 13)
- unexplained progressive or fluctuating symptoms
- papilloedema, neck stiffness or fever
- severe headache at onset of stroke symptoms.

R19   For all people with acute stroke without indications for immediate brain imaging, scanning should be performed as soon as possible.**

예시 11-2

Prostate Cancer Foundation of Australia and Cancer Council Australia PSA Testing Guidelines Expert Advisory Panel. Draft clinical practice guidelines for PSA testing and early management of test-detected prostate cancer. Prostate Cancer Foundation of Australia and Cancer Council Australia, Sydney (2016).

- For men without a prostate cancer diagnosis or symptoms that might indicate prostate cancer: does a PSA level measured at a particular age in men assist with determining the recommended interval to the next PSA test? (PICO question 3.3)

Harms associated with PSA testing

The outcome of prostate cancer is strongly related to the stage and grade of the disease at diagnosis. PSA testing can detect cancers at a clinically localised stage, and at a lower grade than prostate cancers detected in other ways. This fact underlies the likely ability of PSA testing of asymptomatic men to reduce mortality from prostate cancer, as suggested by the results of the ERSPC[23] and the Gøteborg prostate cancer screening trial.[24]

It also underlies the likelihood that a proportion of prostate cancers detected as a result of positive PSA tests would never have bothered the men in which they were detected, had these men not been tested. Such cancers are commonly referred to as 'over-diagnosed' cancers. They have been estimated to account for as many as 20–40% of cancers diagnosed following a positive PSA test.[25] There is currently no known way of distinguishing over-diagnosed cancers from cancers that would have gone on to cause symptoms and possibly death; thus, prostate cancers detected through PSA testing have to be treated with the same seriousness as any cancer of their stage and grade. Hence a positive PSA test can lead to a cascade of further investigation and treatment that may cause harm to men, some of whom would not otherwise have been diagnosed with prostate cancer and would not benefit from treatment.

The only harms PSA testing may cause directly are the anxiety and distress that a positive test engenders whether a cancer is subsequently diagnosed or not. Indirect harms include those associated with biopsy performed as a result of PSA testing – inconvenience, discomfort, and occasional, but potentially serious, adverse health effects (e.g. bleeding or infection) – especially when the test was a false positive test (i.e. no prostate cancer was found subsequently by biopsy) or the cancer found was an over-diagnosed cancer.

Treatment of a prostate cancer found following a positive test can be a cause of distress, discomfort and, quite frequently, adverse effects. The major adverse effects consequent on prostate cancer treatment are:26

- — urinary incontinence, which is common soon after treatment and persists in some 12–15% of men treated by radical prostatectomy, and other urinary problems in men treated by radiotherapy
- — erectile dysfunction in men treated by radical prostatectomy, radiotherapy or androgen deprivation therapy, which is common soon after treatment and persists in some 70% of men, although probably not attributable to the therapy in all cases
- — bowel problems, which are most common after external beam radiotherapy and affect some 20% of men.

These harms are usually offset by the cure or amelioration of the disease that treatment can bring. However, men with over-diagnosed cancer will experience harm without compensating benefit.

Balance of benefits and harms

A test for early detection is often evaluated on the basis of whether the benefits exceed the harms. Indeed, Australia's framework for population-based screening includes as an absolute requirement that screening programs offer more benefit than harm to the target population.27 Uncertainty about the efficacy of PSA testing in reducing prostate cancer mortality, and about the extent of over-diagnosis, make any estimate of the balance of benefits and harms from PSA testing very uncertain. On this basis many reviews do not recommend PSA testing.

Two published estimates based on well-regarded statistical models of PSA testing, which assume the ERSPC's estimate of the reduction in prostate cancer mortality due to testing, have reached different conclusions. Using the Dutch MISCAN model, Heijnsdijk et al (2012)28 estimated that men who had annual PSA testing from age 55 to 69 years gained, on average, 0.056

quality-adjusted life years (QALYS) as a result of testing; that is, on average the benefits exceeded the harms.

Using the Fred Hutchinson Cancer Research Centre model, Pataky et al (2014)29 esti-mated an average loss of 0.0004 to 0.0105 QALYs per man tested depending on the testing protocol; that is, on average, the harms exceeded the benefits. The difference in these conclusions appears to have been due mainly to differences between the two studies in the quality adjustments made to years of life lived in particular health states. From these estimates, therefore, it is uncertain, at best, whether the benefits of PSA testing, measured in terms of quality life gained, exceed its harms. This reality under-lies the decision, taken a priori, not to make a recommendation regarding population screening for prostate cancer in these guidelines. This position is consistent with the Australian Government's position.

The 2014 update of the joint position statement Prostate cancer screening in Australia30 by the Australian Health Ministers' Advisory Council and Cancer Council Australia concludes: 'An assessment of current evidence against the Population Based Screening Framework criteria indicates that the PSA test is not suitable for population screening, as the harms outweigh the benefits'. It is also consistent with recent interna-tional guidelines developed by the US Preventative Services Task Force31 and

Canadian Task Force on Preventative Health Care32.

This position, however, does not exclude PSA testing as an informed choice taken by men in consultation with their doctors. The Australian Health Ministers' Advisory Council and Cancer Council Australia joint position statement on prostate cancer screening30 also concludes that '…men considering being tested for prostate cancer should do so with information on both the benefits and harms of testing and treatment. We encourage men to speak to their doctor so they can make an informed choice about prostate cancer testing.' The Australian Government also facilitates PSA testing through the Medicare Australia Medical Benefits Schedule, Item 66655 of which allows payment of a benefit for PSA quantitation once in a 12-month period.16

Evidence-based recommendation

For men at average risk of prostate cancer who have been informed of the benefits and harms of testing and who decide to undergo regular testing for prostate cancer, offer PSA testing every 2 years from age 50 to age 69, and offer further investigation if total PSA is greater than 3.0 ng/mL.

Grade C

Consensus-based recommendation

If the necessary data become available and the required processes put in place to en- sure effective implementation, consider replacing > 3.0 ng/mL with > 95th percentile for age as the criterion for further investigation.

Consensus-based recommendation

Do not offer PSA testing at age 40 years to predict risk of prostate cancer death.

Consensus-based recommendation

For men younger than 50 years who are concerned about their risk for prostate cancer, have been informed of the benefits and harms of testing, and who wish to undergo regular testing for prostate cancer, offer testing every 2 years from age 45 to age 69 years.

If initial PSA is at or below the 75th percentile for age, advise no further testing until age 50.

If initial PSA is above the 75th percentile for age, but at or below the 95th percentile for age, reconfirm the offer of testing every 2 years.

If a PSA test result before age 50 years is greater than the 95th percentile for age, offer further investigation.

Offer testing from age 50 years according to the protocol for all other men who are at average risk of prostate cancer.

Consensus-based recommendation*

Advise men 70 years or older who have been informed of the benefits and harms of testing and who wish to start or continue regular testing that the harms of PSA testing may be greater than the benefits of testing in men of their age.

/* This Consensus-based recommendation assumes testing with the criterion for further investigation a PSA of ≥ 3 ng/mL. This recommendation will be a high priority for reconsideration when the Australian model of PSA testing has been completed. For example, use of the 95th percentile for age in place of ≥ 3 ng/mL might improve appreciably the balance of harms to benefits of testing in men 70–74 years of age.

12 권고안과 이를 뒷받침하는 근거를 명확하게 연결 지을 수 있다.

문항이 요구하는 핵심 요소

권고안이 근거와 연결되어 있으며, 권고안이 지침의 근거요약과 근거표에 연계되어 있어야 한다.

※ 문항이 원하는 바는 무엇인가?

권고안은 이를 배경으로 하는 근거의 연결이 명확해야 한다. 진료지침의 사용자는 해당 권고의 방향과 강도를 결정한 요인이 무엇인지에 대한 정보를 제공받아야 하며, 이를 환자에게 명백하게 제시할 수 있어야 한다. 따라서 이와 관련된 모든 근거요소를 식별할 수 있어야 하며, 일관성이 있어야 한다.

구성 요소

권고안의 배경이 되는 근거의 내용이 권고안에서 반영되고, 이를 근거표, 참고문헌 목록과 연결할 수 있어야 한다. 근거표에서 제시된 내용과 근거요약은 일관되어야 하며, 근거표에 제시되지 않은 결과의 제시는 가급적 피해야 하며, 만약 필요한 경우 참고문헌 목록과 연결하여야 한다. 일반적으로 요약된 근거표로서 메타분석결과와 SoF table이 제시되고 개별 문헌에 대한 근거표는 부록에 제시되기도 한다. 근거의 요약 시 추가 고려할 내용은 다음과 같다.

❶ 가독성을 고려하지만 정보의 손실을 최소화한 정확한 정보의 제공이 필요하다.

❷ 개별근거의 제시와 더불어 중요한 부분은, 개별 핵심질문에서 권고안 도출 시 중요하게 고려하기로 결정된 연구결과로 이를 지지하는 개별 근거들의 결과를 정리한 SoF table에 제시될 필요가 있다. 다만 SoF table은 일반적인 결과지표의 효과추정치인 RR/OR/HR 등을 제시하는 것 외에 해당 치료 혹은 진단으로 인해 이득을 받는 실제적인 대상환자 수에 대한 개념을 포함한 결과 값을 제시하고 있다. 이러한 값은 매우 직관적이고 특히 환자에게 이해하기 쉬운 값으로 결과제시가 필요하나, 일반적으로 해당 개발위원이 SoF table에 대한 이해가 낮거나, 혹은 오즈비 혹은 비교위험율 등의 통계량을 제시하는 것에 익숙한 경우가 많아 SoF table을 제시하지만 이득 받는 환자의 수를 제시하여 결과를 기술하는 경우는 많지 않다. 이에 대한 기술이 좀 더 필요하다.

진료지침 기획과 보고 과정에서 고려할 사항

연관되는 AGREE 2.0 평가 항목들과 일관성을 유지해야 한다.

Q11. 건강상의 편익, 부작용, 위험 요인이 권고안 도출시 고려되었다.

이 항목이 근거에 대한 내용에 대한 제시라면 해당 문항은 근거제시의 표현방법에 대한 항목이다. 평가항목 11에서 제시한 이득과 위해가 표와 그림 그리고 참고문헌목록으로서 서로 연결되어 제시되어 있어야 한다.

Tip

근거표, 참고문헌의 목록, 메타분석을 했다면 결과그림(표), 근거수준 평가표(SoF table) 등을 권고안에 혹은 권고안에 대한 구체적인 근거요약에 잘 연결시켜서 결과를 제시해야 한다.

예시 12-1

WHO consolidated guidelines on tuberculosis: module 1: prevention: tuberculosis preventive treatment[17)]

PICO 6: In people of all ages at risk of active TB, does a 4-month daily rifampicin regimen safely prevent TB disease compared to other recommended TB preventive treatment regimens?

RECOMMENDATION

A regimen with four months of daily rifampicin may be used as preventive treatment in people at risk of active TB
(conditional recommendation; moderate confidence in the estimates of effect)

JISTIFICATION

When formulating this recommendation, the GDG considered primarily data from the randomized controlled trials (RCT) of the 4R regimen that included sites in high TB burden settings (61–64). The 4R regimen had already been recommended by WHO for low TB incidence settings by the time the results of the phase 3 trials in children and adults were released in 2018. Phase 2 (63) and phase 3 (61,62) open-label RCTs have been conducted in nine countries (Australia, Benin, Brazil, Canada, Ghana, Guinea, Indonesia, Saudi Arabia, and Republic of Korea), assigning children (0–17y) and adults (18y and more) with latent tuberculosis infection to receive treatment with 4R or 9H. In adults, the difference in rate of confirmed TB between 4R and 9H (4R arm minus 9H arm) was <0.01 cases per 100 person-years (95% confidence interval [CI], −0.14; 0.16); the difference in treatment completion was 15.1% (95% CI, 12.7; 17.4); the difference for Grade 3–5 adverse events was −1.1% (95% CI, −1.9; -0.4). In children, the difference in rate of active TB between 4R and 9H was -0.37 cases per 100 person-years (95% CI, −0.88; 0.14); the difference in treatment completion was 13.4% (95% CI, 7.5; 19.3); the difference in risk for adverse events attributed to the medicine used and resulting in discontinuation was −0.0 (95% CI,−0.1; 0.1).
Out of the 17 GDG members, 13 expressed their views on this regimen during the GDG meeting and all were in favour of a conditional recommendation. The GDG considered that there was moderate certainty that 4R is not inferior to 9H, and when also considering the good safety profile of the 4R regimen and its reduced length, it recommended that this regimen also be used in high TB-burden settings. The GDG considered that most people would value the shorter regimen, but raised concerns regarding variability in acceptability, uncertainty in resources requirements, and potential for reducing equity, leading to a conditional recommendation.
61. Menzies D, Adjobimey M, Ruslami R, Trajman A, Sow O, Kim H, et al. Four Months of Rifampin or Nine Months of Isoniazid for Latent Tuberculosis in Adults. New Eng J Med. 2018 Aug 2;379(5):440–53.
62. Diallo T, Adjobimey M, Ruslami R, Trajman A, Sow O, Obeng Baah, J, et al. Safety and Side Effects of Rifampin versus Isoniazid in Children. N Engl J Med. 2018;379:454–463.
63. Menzies D, Long R, Trajman A, Dion MJ, Yang J, Al Jahdali H, et al. Adverse Events with 4 Months of Rifampin Therapy or 9 Months of Isoniazid Therapy for Latent Tuberculosis Infection: A Randomized Trial. Ann Intern Med. 2008;149(10):689–697.

....

17) https://apps.who.int/iris/handle/10665/331170

64. Menzies D, Dion MJ, Rabinovitch B, Mannix S, Brassard P, Schwartzman K. Treatment completion and costs of a randomized trial of rifampin for 4 months versus isoniazid for 9 months. Am J Respir Crit Care Med. 2004;170(4):445–449.

Outcomes	No. of participants (studies) Follow up	Certainty of the evidence (GRADE)	Relative effect (95% CI)	Anticipated absolute effects* (95% CI)	
				Risk with a regimen of nine months of daily isoniazid	Risk difference with a regimen with four months of daily rifampicin
Incidence of active TB (in all forms) in adults assessed with: RCT evidence follow up: mean 28 months	6859 (1 RCT)[a,b,c,d]	⊕⊕⊕⊖ MODERATE[e,f,g]	Rate ratio 0.88 (0.34 to 2.28)[h]	Study population	
				0 per 100[d]	0 fewer per 100 (0 fewer to 0 fewer)[d]
Mortality (all cause) in adults during treatment assessed with: RCT evidence	6485 (2 RCTs)[a,b,i,j]	⊕⊕⊕⊖ MODERATE[e,f]	RR 0.11 (0.01 to 2.02)[h,k]	Study population	
				1 per 1,000[i,j]	1 fewer per 1,000 (1 fewer to 1 more)[i]
Adverse events (Grade 3–5) in adults assessed with: RCT evidence	6485 (2 RCTs)[a,b,i,l]	⊕⊕⊕⊖ MODERATE[e,f]	RR 0.44 (0.32 to 0.60)[h]	Study population	
				37 per 1,000[i,l]	21 fewer per 1,000 (25 fewer to 15 fewer)[i,l]
Treatment completion (ever) in adults assessed with: RCT evidence	6975 (3 RCTs)[a,m,n]	⊕⊕⊕⊖ MODERATE[e,o]	RR 1.25 (1.22 to 1.29)[h]	Study population	
				630 per 1,000[n]	157 more per 1,000 (139 more to 183 more)[n]
Incidence of active TB (in all forms) in paediatrics assessed with: RCT evidence follow up: mean 16 months	829 (1 RCT)[p,q]	⊕⊕⊕⊖ MODERATE[e,r,s]	Rate ratio 0.19 (0.01 to 4.02)[h,t]	Study population	
				5 per 1,000	4 fewer per 1,000 (5 fewer to 15 more)
Mortality (all cause) in paediatrics during treatment assessed with: RCT evidence	829 (1 RCT)[p,q]	⊕⊕⊕⊖ MODERATE[e,s]	RR 2.89 (0.12 to 70.82)[h,k]	Study population	
				0 per 1,000	0 fewer per 1,000 (0 fewer to 0 fewer)
Adverse events (Grade 3–5) in paediatrics assessed with: RCT evidence	829 (1 RCT)[p,q]	⊕⊕⊕⊖ MODERATE[e,s]	RR 0.96 (0.06 to 15.37)[h]	Study population	
				2 per 1,000	0 fewer per 1,000 (2 fewer to 35 more)
Adverse events	829	⊕⊕⊕⊖	RR 0.96	Study population	

					Study population
(Related Grade 3-5) in paediatrics assessed with: RCT evidence	(1 RCT)[p,q]	MODERATE[e,s]	(0.02 to 48.50)[h,k]	0 per 1,000	0 fewer per 1,000 (0 fewer to 0 fewer)
Treatment completion (ever) in paediatrics assessed with: RCT evidence	829 (1 RCT)[p,q]	⊕⊕⊕◯ MODERATE[e,o]	RR 1.12 (1.05 to 1.20)[h]	771 per 1,000	Study population
					93 more per 1,000 (39 more to 154 more)
Incidence of active TB (in all forms) in HIV-positive adults assessed with: RCT evidence follow up: mean 28 months	270 (1 RCT)[a,b,c,d,u]	⊕⊕◯◯ LOW[e,f,v]	Rate ratio 0.48 (0.04 to 5.29)[h]	14 per 1,000[d,u]	Study population
					8 fewer per 1,000 (14 fewer to 62 more)[d,u]
Adverse events (Grade 3-5) in HIV-positive adults assessed with: RCT evidence	268 (2 RCTs)[a,b,u,w]	⊕⊕◯◯ LOW[e,f,v]	RR 0.27 (0.06 to 1.23)[h]	58 per 1,000[u,w]	Study population
					42 fewer per 1,000 (54 fewer to 13 more)[u,w]

A previous systematic review conducted for the 2015 LTBI guidelines and updated in 2017, found similar efficacy for 3-4 months' daily rifampicin and 6H (odds ratio, 0.78; 95% CI, 0.41;1.46) (68),(71). The review also showed that individuals given rifampicin daily for 3-4 months had a lower risk for hepatotoxicity than those treated with iso-niazid monotherapy (OR 0.03; 95% CI 0.00;0.48).

In 2019, the GDG discussed the implications of using 4R in high TB burden settings based on findings from RCTs of 4R vs 9H that included adults and children from such countries(75),(76),(77),(78). In study participants >17 years, the difference in rate of con-firmed TB between 4R and 9H (4R arm minus 9H arm) was <0.01 cases per 100 per-son-years (95%CI, −0.14; 0.16); the difference in treatment completion was 15.1% (95% CI, 12.7; 17.4); the difference for Grade 3-5 adverse events was −1.1% (95% CI, −1.9; -0.4). In individuals <18 years, the difference in rate of active TB between 4R and 9H was -0.37 cases per 100 person-years (95% CI, −0.88; 0.14); the difference in treatment completion was 13.4% (95% CI, 7.5; 19.3); the difference in risk for adverse events at-tributed to the medicine used and resulting in discontinuation was −0.0 (95% CI, − 0.1; 0.1). The evidence underpinning this revised recommendation is summarised in the GRADE tables for PICO 6 in Annexes 2 and 3.

No. of studies	Study design	Risk of bias	Certainty assessment				No. of patients		Effect		Certainty	Importance
			Inconsistency	Indirectness	Imprecision	Other considerations	a regimen with four months of daily rifampicin	a regimen of nine months of daily isoniazid	Relative (95% CI)	Absolute (95% CI)		
INCIDENCE OF ACTIVE TB (IN ALL FORMS) IN ADULTS (FOLLOW UP: MEAN 28 MONTHS; ASSESSED WITH: RCT EVIDENCE)												
1[a]	randomised trials[b,c]	serious[d,e]	not serious	not serious[f]	not serious	none	8/3443[g]	9/3416[g]	Rate ratio 0.88 (0.34 to 2.28)[h]	0 fewer per 1000 patient(s) per years (from 2 fewer to 2 more)[i,j]	⊕⊕⊕◯ MODERATE	CRITICAL
INCIDENCE OF ACTIVE TB (MICROBIOLOGICALLY CONFIRMED) IN ADULTS (FOLLOW UP: MEAN 28 MONTHS; ASSESSED WITH: RCT EVIDENCE)												
1[a]	randomised trials[b,c]	serious[d,e]	not serious	not serious[f]	not serious	none	4/3443 g	4/3416[g]	Rate ratio 0.99 (0.25 to 3.96)[h]	0 fewer per 1000 patient(s) per years (from 1 fewer to 2 more)[i,j]	⊕⊕⊕◯ MODERATE	CRITICAL
MORTALITY (ALL CAUSE) IN ADULTS DURING TREATMENT (ASSESSED WITH: RCT EVIDENCE)												
2	randomised trials[b,c]	serious d	not serious	not serious f	not serious	none	0/3280 (0.0%)[k]	4/3205 (0.1%)[k,l]	RR 0.11 (0.01 to 2.02)[h,m]	1 fewer per 1,000 (from 3 fewer to 0 fewer)[n]	⊕⊕⊕◯ MODERATE	CRITICAL
MORTALITY (RELATED TO DRUG) IN ADULTS DURING TREATMENT (ASSESSED WITH: RCT EVIDENCE)												
2	randomised trials[b,c]	serious d	not serious	not serious[f]	not serious	none	0/3280 (0.0%)[k]	1/3205 (0.0%)[k,l]	RR 0.33 (0.01 to 8.00) h,m	0 fewer per 1,000 (from 1 fewer to 0 fewer)[n]	⊕⊕⊕◯ MODERATE	CRITICAL
ADVERSE EVENTS (GRADE 3-5) IN ADULTS (ASSESSED WITH: RCT EVIDENCE)												
2	randomised trials[b,c]	serious d	not serious	not serious[f]	not serious	none	53/3280 (1.6%)[k,o]	119/3205 (3.7%)[k,o]	RR 0.44 (0.32 to 0.60) h	21 fewer per 1,000 (from 25 fewer to 15 fewer)	⊕⊕⊕◯ MODERATE	CRITICAL
ADVERSE EVENTS (RELATED GRADE 3-5) IN ADULTS (ASSESSED WITH: RCT EVIDENCE)												
2	randomised trials[b,c]	serious d	not serious	not serious f	not serious	none	31/3280 (0.9%)[k,o]	75/3205 (2.3%)[k,o]	RR 0.40 (0.27 to 0.61)[h]	14 fewer per 1,000 (from 20 fewer to 8 fewer)[n]	⊕⊕⊕◯ MODERATE	CRITICAL
TREATMENT COMPLETION (EVER) IN ADULTS (ASSESSED WITH: RCT EVIDENCE)												
3	randomised trials[b,p]	serious q	not serious	not serious[f]	not serious	none	2763/3501 (78.9%)[r]	2188/3474 (63.0%)[r]	RR 1.25 (1.22 to 1.29)[h]	157 more per 1,000 (from 139 more to 183 more)	⊕⊕⊕◯ MODERATE	IMPORTANT
INCIDENCE OF ACTIVE TB (IN ALL FORMS) IN PAEDIATRICS (FOLLOW UP: MEAN 16 MONTHS; ASSESSED WITH: RCT EVIDENCE)												
1	randomised trials[k,t]	serious[u,v]	not serious	not serious[f]	not serious	none	0/422	2/407	Rate ratio 0.19 (0.01 to 4.02)[h,w]	4 fewer per 1000 patient(s) per years (from 9 fewer to 1 more)[i,a]	⊕⊕⊕◯ MODERATE	CRITICAL
INCIDENCE OF ACTIVE TB (MICROBIOLOGICALLY CONFIRMED) IN PAEDIATRICS (FOLLOW UP: MEAN 16 MONTHS; ASSESSED WITH: RCT EVIDENCE)												
1	randomised trials[s,t]	serious[u,v]	not serious	not serious[f]	not serious	none	0/422	2/407	Rate ratio 0.19 (0.01 to 4.02)[h,w]	4 fewer per 1000 patient(s) per years (from 9 fewer to 1 more)[i,j]	⊕⊕⊕◯ MODERATE	CRITICAL

예시 12-2

Prostate Cancer Foundation of Australia and Cancer Council Australia PSA Testing Guidelines Expert Advisory Panel. Draft clinical practice guidelines for PSA testing and early management of test-detected prostate cancer. Prostate Cancer Foundation of Australia and Cancer Council Australia, Sydney (2016).

For men with biopsy-diagnosed prostate cancer, for which patients (based on diagnostic, clinical and other criteria) does watchful waiting achieve equivalent or better outcomes in terms of length and quality of life than definitive treatment? (PICO question 11)

EVIDENCE SUMMARY AND RECOMMENDATIONS

Evidence Summary	Level	References
The studies were inconsistent in patient selection and in their findings on the effects of age and risk of cancer progression (as assessed at diagnosis) on observed differences in rates of all-cause mortality, prostate cancer-specific mortality and prostate cancer metastases, between men offered radical prostatectomy and men offered watchful waiting. In the one study that reported on race, comorbidity and performance status, these factors were not associated with differences in clinical outcomes between treatment groups.	II	1, 2
In men with early-stage prostate cancer of any grade, watchful waiting was associated with higher rates of distant metastases and death due to prostate cancer, compared with radical prostatectomy. However, watchful waiting was associated with lower rates of erectile dysfunction, urinary incontinence and distress than radical prostatectomy. Despite these differences, rates of anxiety and depression, wellbeing, and patient-assessed quality of life did not differ between men who receive watchful waiting and those who receive radical prostatectomy, according to data from follow-up of 4.1 years (mean) and 12.2 years (median) from diagnosis.	II	1-4
No studies were found that directly compared different watchful waiting protocols.	N/A	N/A

N/A: non-applicable

Evidence-based recommendation

For men with potentially curable prostate cancer who are considering watchful waiting, advise that:

— the risk of developing more advanced prostate cancer and dying from it is higher with watchful waiting than with immediate definitive treatment

— watchful waiting is unlikely to diminish wellbeing and quality of life in the medium-to-long term.

Grade C

Consensus-based recommendation

Offer watchful waiting to men diagnosed with potentially curable prostate cancer who, for reasons other than prostate cancer, are unlikely to live for more than another 7 years.

Consensus-based recommendation

Offer watchful waiting to men diagnosed with potentially curable prostate cancer who choose not to accept potentially curative therapy when it is offered to them.

Consensus-based recommendation

For all men choosing watchful waiting, discuss the purpose, duration, frequency and location of follow-up with the man and, if he wishes, with his partner or carers.

Source: adapted from [UK] National Collaborating Centre for Cancer (2014)8

Consensus-based recommendation

Specialists should consider referring men without advanced incurable prostate cancer back to their general practitioners for follow-up in primary care according to a protocol the specialist suggests and/or these guidelines.

If there is no evidence of significant disease progression (as indicated by 3–4 monthly PSA levels over 1 year and absence of relevant symptoms), continue monitoring by 6-monthly PSA levels.

If there is evidence of significant disease progression (that is, relevant symptoms and/or rapidly-rising PSA level), refer to a member of the treating team (urologist, medical oncologist or radiation oncologist) for review.

Practice point:

— For men whose prostate cancer is advanced and is not curable with local treatments, follow guidelines for the management of locally advanced or metastatic prostate cancer. If no treatment is offered or accepted, monitor clinically and by PSA testing and reconsider androgen deprivation therapy if any of the following occur:
  • symptomatic local disease progression
  • symptomatic or proven metastasis
  • a PSA doubling time of < 3 months, based on at least three measurements over a minimum of 6 months (this should warrant consideration of further clinical inves-

tigations).

Health system implications

Clinical practice

Implementation of this recommendation would not require any changes in the way care is currently organised.

Resourcing

Implementation of this recommendation would have no significant implications for resourcing.

Barriers to implementation

No barriers to the implementation of this recommendation are envisaged.

DISCUSSION

Unresolved issues

The optimal criteria for choosing watchful waiting have not been identified.

Emerging research may provide more information on the relative contribution of prostate cancer and other illness to cause of death among men undergoing watchful waiting.

Further follow-up data from SPCG-4 (see 5. 1 Criteria for selecting watchful waiting) were published after the systematic reviews were completed for this guideline. The investigators reported that 200 of the 347 men in the radical prostatectomy group and 247 of the 348 in the watchful waiting group died during median of 13.4 years follow-up. Death was due to prostate cancer in 99 men assigned to watchful waiting and 63 men assigned to radical prostatectomy (p = 0.001).1

There is no high-quality evidence on which to base protocols for watchful waiting.

Studies currently underway

The SPCG-41 and PIVOT2 studies are currently underway.

Future research priorities

Important unresolved questions for men with prostate cancer being managed with watchful waiting include:

— whether there are unmet needs and, if so, their rates and significance
— the optimal triggers and timing for starting anticancer treatment
— the optimal components and frequency of follow-up.

REFERENCES

1. Bill—Axelson A, Holmberg L, Ruutu M et al. Radical prostatectomy or watchful waiting in early pros—
tate cancer. N Engl J Med 2011;364(18):1708—1717.

2. Wilt TJ, Brawer MK, Jones KM et al. Radical prostatectomy versus observation for localized prostate cancer. N Engl J Med 2012;367(3):203−213.

3. Steineck G, Helgesen F, Adolfsson J et al. Quality of life after radical prostatectomy or watchful waiting. N Engl J Med 2002;347(11):790−796.

4. Johansson E, Steineck G, Holmberg L et al. Long−term quality−of−life outcomes after radical pros−tatectomy or watchful waiting: the Scandinavian Prostate Cancer Group−4 randomised trial. Lancet Oncol 2011;12(9):891−899.

5. Studer UE, Whelan P, Albrecht W et al. Immediate or deferred androgen deprivation for patients with prostate cancer not suitable for local treatment with curative intent: European organisation for re−search and treatment of cancer (EORTC) trial 30891. J Clin Oncol 2006;24(12):1868−1876.

6. Studer UE, Collette L, Whelan P et al. Using PSA to guide timing of androgen deprivation in patients with T0−4 N0−2 M0 prostate cancer not suitable for local curative treatment (EORTC 30891). Eur Urol 2008;53(5):941−949.

7. Studer UE, Whelan P, Wimpissinger F et al. Differences in Time to Disease Progression Do Not Predict for Cancer−specific Survival in Patients Receiving Immediate or Deferred Androgen−deprivation Therapy for Prostate Cancer: Final Results of EORTC Randomized Trial 30891 with 12 Years of Follow−up. Eur Urol 2014;66(5):829−838.

8. National Collaborating Centre for Cancer. Prostate cancer: diagnosis and treatment. National Collaborating Centre for Cancer; 2014.

Characteristics of included studies are described in Table 1.

Table 1: Characteristics of intervention studies examining watchful waiting and definitive treatment for improving outcomes in prostate cancer patients

Study	Participants	Design	Watchful Waiting	Definitive Treatment	Relevant Outcomes	Comments
Watchful Waiting vs. Radical Prostatectomy						
Wilt 2012 (USA) PIVOT	Men aged ≤75 years with clinically localised prostate cancer (T1-2NxM0 as per AJCC 5th edition; negative bone scan) of any grade diagnosed by biopsy within the previous 12 months, recruited from November 1994 – January 2002 with an estimated life expectancy ≥10 years and a PSA ≤50 ng/mL, who were medically and surgically fit for radical prostatectomy, were not currently receiving ADT and had not previously	RCT (multi-centre - 52 sites)	Watchful Waiting Therapeutic decisions at physician's discretion while adhering to the principle of using palliative therapies with low morbidity rates for symptomatic or local progression (TURP), metastatic disease progression, ADT, RT or chemotherapy RP, definitive radiation therapy, early ADT or treatment for asymptomatic progression, including an	Radical Prostatectomy Performed within 6 weeks of randomisation; technique at surgeon's discretion (e.g. retropubic, transperineal, use of lymph node dissection, nerve sparing surgery) Additional early aggressive intervention for disease persistence or recurrence Physician discretion allowed maximum flexibility consistent with current clinical practice	Primary: All-cause mortality. Cumulative incidence of mortality (at 4, 8, 12 years, and end of study) Secondary: Prostate cancer mortality (death definitely or probably due to prostate cancer or prostate cancer treatment). Bone metastases. Adverse events within 30 days of surgery Urinary incontinence Bowel dysfunction Erectile dysfunction Median follow up = 10.0 years (range 9-15 years)	Follow up visits 6 weeks after randomisation, every 3 months for year 1, then every 6 months, with urologic symptoms and quality of life questionnaires and a PSA test at every visit, and bone scans at least every 5 years Estimated that 740 participants would provide 91% power to detect a 25% relative reduction in all-cause mortality with 15 years of follow up and a median survival of 10

received any therapy for prostate cancer (except TURP for obstructive symptoms) Mean age 67 years Race White: 61.8% African American: 31.7% Charlson Comorbidity Indexa 0: 56.1%; ≥1: 43.5%. Performance status Fully active: 85.1% PSA (ng/mL): Median: 7.8 ≤10.0: 65.5%; >10.0: 34.3%. Gleason score <7: 70.5%; ≥7: 25.1%. Risk category (D'Amico) Low: 40.5% Intermediate: 34.1% High: 21.5% Clinical stage T1a/b: 4.0%; T1c: 50.3%; T2a: 24.8%; T2b: 12.5%; T2c: 7.8%. N = 731	increase in PSA, proscribed 20.4% of participants in WW arm received definitive therapy,10.1% underwent RP N = 367	77.2% of participants underwent RP, 14.6% of participants in RP arm did not receive any definitive therapy N = 364	years Subgroup analyses: Age, race, Charlson Comorbidity Index, performance status, PSA level, Gleason score, risk category

Clinical Practice Guidelines for PSA Testing and Early Management of Test-detected Prostate Cancer. Technical Report

Bill-Axelson 2011 Johansson 2011 Steineck 2002 (Sweden, Finland & Iceland) SPCG-4	Men newly diagnosed (<4months) with histologically or cytologically confirmed localised prostate cancer recruited from 14 different centres October 1989 – December 1999. Clinical stage T1 or	RCT (multi-centre)	Watchful Waiting No immediate treatment. TURP if signs of obstructive voiding disorders ADT if metastases detected or, from 2003, if	Radical Prostatectomy Performed if local nodes were negative for prostate cancer, radical excision given preference over nerve sparing ADT if signs of local recurrence	Primary: Prostate cancer-specific mortality Secondary: Overall mortality Quality of life Distant metastases Median follow up = 12.8 years Patients followed	Intention-to-treat analysis All patients followed up with a clinical examination and determination of haemoglobin, creatinine, PSA, AP levels twice a year for the first two years and then

Study	Participants	Intervention	Comparison	Follow-up	Outcome measurement
	T2 (UICC 3rd ed. 1978). T1c included after 1994. Tumour of high or intermediate differentiation grade (WHO classification) No other known cancers. PSA <50 ng/mL and age <75 years. Negative bone scan and life expectancy >10 years and fit to undergo prostatectomy. Mean age 64.6 years PSA (ng/mL): Mean: 12.9 <4:15.3%; 4-6.9: 17.3%; 7-10: 19.4%; 10.1-20: 28.1%; >20: 18.6% Gleason Score: 2-4: 13.1%; 5-6: 47.6%; 7: 22.9%; ≥8: 5.0%. Clinical Stage: T1b: 11.9%; T1c: 11.7%; T2: 76.1% 55.5% prostate cancer detected as a result of symptoms or TURP. 5.2% prostate cancer detected as a result of opportunistic PSA testing. N = 695 Subgroups	any sign of tumour progression including rising PSA levels 50 men (14.4%) received curative treatment N = 348	developed (palpable nodule or histologically confirmed recurrence) or metastases detected or, from 2003, if any sign of tumour progression including rising PSA levels 294 (84.7%) men underwent immediate radical prostatectomy 44 (12.7%) men received no curative therapy N = 347	until 31/12/2009. No loss to follow up	annually. A bone scan and chest radiograph were obtained annually until 2003 and then biennially. After 1996 chest x-rays were performed. Sample size of 700 calculated to detect an absolute difference in disease-specific survival rate of 6% with 5% risk of Type I error and 20% risk of Type II error, if disease-specific survival rate was 95% in one group. Subgroup analyses: Age, PSA level, Gleason score
Steineck 2002	Swedish participants alive 1997-1998 enrolled prior to 29/02/1996 N = 376	N = 187	N = 189	Quality of life Mean follow up = 4.1 years	Current quality of life measured using a questionnaire 86.7% response rate
Johansson 2011	Swedish and Finnish participants alive 2006-2008 N = 400	N = 192	N = 208	Quality of life Median follow up = 12.2 years	Current quality of life measured using same questionnaire as above 87.3% response rate

ADT = androgen deprivation therapy; AJCC = American Joint Committee on Cancer; AP = alkaline phosphatase; DRE = digital rectal examination; PSA = prostate-specific antigen; RCT = randomised controlled trial; RP = radical prostatectomy;

RT = radiotherapy; TURP = transurethral resection of the prostate; UICC = International Union Against Cancer; WHO = World Health Organisation; WW = watchful waiting;

a = Charlson Comorbidity Index based on a point weighting derived from current or past history of myocardial infarction, chronic congestive heart failure, peripheral vascular disease, cerebrovascular disease or stroke, diabetes (with end-organ damage), dementia, chronic pulmonary disease, liver disease, renal disease, cancers, acquired immune deficiency syndrome (0 = no comorbidities).

l All-cause mortality and overall survival

Table 6: Results of studies examining the effects of watchful waiting compared with definitive treatments on all-cause mortality/overall survival.

Study	Outcome			N actual	Watchful Waiting	Definitive Treatment	Size of effect	Size of effect (95% CI)	p value (test)	Follow up/ Timing
Watchful Waiting vs. Radical Prostatectomy										
Wilt 2012	All-cause mortality Cumulative incidence of ascertained deaths/men randomised to management protocol – at end of study			731	49.9	47.0	HR=0.88 ARD=2.9%	0.71-1.08 -4.3 to 10.1	0.22a	10 years median
	Cumulative incidence of deaths at 4 years (%)			731	14.2	9.6	ARD=4.6%	-0.2 to 9.3	NSa	4 years
	Cumulative incidence of deaths at 8 years (%)			731	29.7	26.7	ARD=3.1%	-3.5 to 9.5	NSa	8 years
	Cumulative incidence of deaths at 12 years (%)			731	43.9	40.9	ARD=2.9%	-4.2 to 10.0	NSa	12 years
	Subgroup analyses (cumulative incidence %)									
	Age	<65 years		253	38.2	35.3	HR=0.89	0.59-1.34	0.58b	10 years
		≥65 years		478	56.4	52.9	HR=0.84	0.63-1.08	0.17b	median
	Race	White		452	54.1	50.4	HR=0.84	0.65-1.08	0.18b	10 years
		Black		232	43.8	41.4	HR=0.93	0.62-1.38	0.70b	median
		Other		47	42.3	38.1	HR=0.85	0.34-2.11	0.72b	
	CCIc	No comorbidities		444	39.1	36.6	HR=0.90	0.66-1.21	0.48b	10 years median
		≥1 comorbidities		287	66.0	63.6	HR=0.84	0.63-1.13	0.25b	
	Performance scored	Fully active (0)		622	47.1	44.6	HR=0.89	0.71-1.13	0.34b	10 years median
		Not fully active (1-4)		109	64.9	61.5	HR=0.82	0.51-1.31	0.40b	
	PSA at Baseline	≤10 ng/mL		479	43.6	46.2	HR=1.03	0.79-1.35	0.82b	10 years
		>10ng/mL		251	61.6	48.4	HR=0.67	0.48-0.94	0.02b	median
	Risk categorye	Central	Lowg	233*	38.5	40.5	ARD=-2.0	-14.4 to 10.4	0.72b	10 years
			ntermediateg	295*	52.5	47.4	ARD=5.1	-6.6 to 16.0	0.29b	median
			Intermediate or highg	458	NR	NR	HR=0.81	0.63 – 1.0	0.10b	

			N	%	%	Effect	CI	p	Median
		Highg	163*	58.8	55.1	ARD=3.7	-11.3 to 18.5	0.25b	
	Local	Lowg	296	36.5	41.9	HR = 1.15	0.80 – 1.66	0.45b	
		Intermediateg	249	58.3	45.7	HR = 0.69	0.49 – 0.98	0.037b	
		Intermediate or highg	406	NR	NR	HR = 0.71	0.54 – 0.92	0.01b	
		High	157	61.3	54.6	HR = 0.74	0.49 – 1.13	0.16b	
Gleason score	Central	<7	364*	44.9	41.1	ARD=3.8	-6.3 to 13.8	0.63b	10 years median
		≥7	322*	54.4	52.9	ARD=1.9	-9.0 to 12.6	0.14b	
	Local	<7	515	47.9	44.5	HR = 0.86	0.67 – 1.12	0.26b	
		≥7	184	54.7	51.0	HR = 0.84	0.56 – 1.25	0.38b	
Bill-Axelson 2011	All-Cause Mortality Cumulative incidence of death at 15 years: % (95%CI)		695	52.7	46.1	HR=0.75 NNT=15	0.61-0.92	0.007h	15 years
Subgroup Analyses (cumulative incidence %)									
Age	<65 years		323	47.4	33.9	HR=0.52 NNT=8	0.37-0.73	<0.001h	12.8 years median
	≥65 years		372	57.4	56.7	HR=0.98	0.75-1.28	0.89	
Low risk canceri			263	44.6	31.4	HR=0.62 NNT=8	0.43-0.92	0.02h	12.8 years median

No modification of treatment effect: p for interaction = 0.72

No modification of treatment effect: p for interaction = 0.36

ARD = absolute risk difference, a negative ARD indicates advantage of WW over immediate definitive treatment; CI = confidence interval; NNT = numbers needed to treat; HR = hazard ratio >1.0 indicates advantage of WW over immediate definitive treatment; NR = not reported; NS = not statistically significantly different; PSA = prostate-specific antigen; * = calculated by reviewers

a = Proportional-hazards model

b = Cox proportional-hazards model to test for treatment effects and interaction between group assignment and subgroup category, with no correction for multiple comparisons

c = Charlson Comorbidity Index based on a point weighting derived for current or past history of myocardial infarction, chronic congestive heart failure, peripheral vascular disease, cerebrovascular disease or stroke, diabetes (with end-organ damage), dementia, chronic pulmonary disease, liver disease, renal disease, cancers, acquired immune deficiency syndrome, (0 = no comorbidities)

d = Performance score of 0 = fully active, 1-4 = not fully active with a range of movement ability from light work (1) to completely disabled (4)

e = According to tumour stage determined before study entry, and PSA and biopsy findings (Gleason score) determined centrally or locally after randomisation

f = According to tumour stage determined centrally or locally after randomisation

g = Low includes PSA level ≤10 ng/mL, Gleason score ≤6 and tumour stage T1/T2a; Intermediate includes PSA level 10-20ng/mL or Gleason score = 7 or tumour stage T2b; High includes PSA level >20 ng/mL or Gleason score 8-10 or Tumour stage T2c (staging according to American Joint Committee on Cancer 5th edition 1997)

h = Grays test

i = Low risk cancer is classified as a PSA level <10ng/mL and Gleason score of <7 or a WHO grade of 1 in the preoperative specimen

13 진료지침은 출판 전에 외부 전문가들에 의한 검토 과정이 있었다.

___문항이 요구하는 핵심 요소

외부검토자(인원수, 검토자의 유형, 소속), 검토목적, 시행방법(평가척도, 개방형 질문), 수집 정보와 결과(핵심소견의 요약)가 모두 서술되어 있고, 수집 정보가 개발과 정과 권고안에 어떻게 반영되었는지를 상세하게 기술하고 있어야 한다.

※ 문항이 원하는 바는 무엇인가?

진료지침을 출판하기 전 외부 검토가 이루어져야 하며, 외부검토자는 진료 지침 개발그룹에 참여하지 않은 사람이어야 한다. 외부검토는 권고초안의 타당 성과 질적수준 향상을 위해 반드시 필요한 부분으로 반드시 적절한 방법으로 수행되어야 한다. 만약 개발된 지침의 영역이 매우 민감하거나, 복잡한 문제를 야기 시킬 가능성이 있다면 일반적으로 수행되는 권고안초안에 대한 타당성 및 질적 수준 향상을 위한 동료검토 외에 해당 영역의 임상가, 혹은 환자를 대상으로 한 자문을 받는 것도 외부검토 방법 중 하나이다. 이러한 영역을 NICE는 해당 영역의 주제가 민감하거나 사용자 관점에서의 근거가 약하거나 부재한 경우, 그리고 지침에 의해 영향을 받는 대상자가 의사결정의 능력이 없는 경우(예: 어린아이)로 정의하고 있다. 외부검토는 다양한 목적을 통해 수행될 수 있으므로 목적에 따른 검토자의 선택과 검토방법이 필요하다.

___구성 요소

외부검토는 출판 전에 이루어지는 과정으로 어느 과정에서 어떤 목적을 위해 수행되었는지에 대한 기술이 필요하다. 많은 학회에서 외부검토를 수행하는 방법에 대한 기술은 일부 이루어지고 있으나 외부검토의 목적, 외부검토자의 선택과 관련된 과정, 외부검토 결과가 권고안에 어떻게 반영되었는지에 대한 기술이 이루어지지 않고 있다. 검토를 수행한 과정과 특히 검토결과의 반영여부에 대한 각 핵심질문별로 기술이 필요하다. 기술내용은 개발 방법에 전반적인 개요에 대한 설명이 필요하며, 본문 안에 각 핵심질문별로 반영결과를 기술할 필요가 있으며, 부록에 각 핵심질문에 대한 설문조사내용을 제시하여 과정의 투명성을 제시할 필요가 있다.

서술이 필요한 항목별 내용은 다음과 같다.

❶ 외부검토의 목적: 권고안의 타당성(외부검토에서 개발진이 고려한 각 핵심질문별 권고안 도출 시 고려한 편익, 부작용, 위험요인이 적절한지 여부에 대한 검토 필요), 권고안의 적용성, 핵심질문의 우선순위 등

❷ 외부검토자에 대한 설명: 외부검토자 선정과정 및 절차, 인원수, 검토자의 역할(임상전문가, 방법론 전문가 등), 소속(해당기관, 전문진료과, 지역)

❸ 외부검토 방법: 설문조사 내용(항목제시), 조사방법(델파이, 명목집단조사, 인터넷조사, 전화조사, 포커스집단에 대한 인터뷰 등)

❹ 조사결과: 전반적 조사내용 요약, 각 개별항목별 결과, 권고안에 반영여부, 개발팀의 검토결과

진료지침 기획과 보고 과정에서 고려할 사항

연관되는 AGREE 2.0 평가 항목들과 일관성을 유지해야 한다.

Q4. 진료지침 개발그룹은 모든 관련 전문가 집단을 포함하고 있다.

임상진료지침 개발그룹의 적절한 범위(문항 4 참조)로 아래와 같이 제안하였으며, 개발그룹에서 지침의 주제와 영역에 적합한 개발진 포함 범위는 다음과 같이 제안하고 있다.

－ 지침의 핵심질문과 권고안에서 다루고 있는 중재 혹은 진단을 다루는

　　전문가를 포함

　－ 지침의 권고안을 주로 사용한 사용자 집단에 해당하는 전문가

　－ 지침의 적용 대상군의 관점과 선호를 반영할 수 있는 개인

　외부검토는 위의 그룹을 포괄하는 것이 적절하며, 개발된 지침의 특성에 따라 검토목적에 따라 포함 범위를 조정할 필요가 있으며, 포함하지 않는 경우 타당한 논리를 제시할 필요가 있다.

Tip

국내 지침 개발에서 가장 명백하게 기술되지 않은 부분이 외부검토의 목적과 이에 대한 결과의 반영이다. 대부분의 지침개발자는 외부검토자에 이름과 외부검토가 수행되었음을 제시하고 있으나 해당 외부검토자의 선정과정, 외부검토의 목적, 검토결과를 해당 핵심질문 별로 제시하고 있지 못하다. 외부검토는 다양한 대상에게 다양한 목적으로 시행될 수 있으며, 그 다양한 그룹과 목적 별로 다양한 접근방법이 가능하므로 목적을 분명히 하고 그에 따른 검토자의 선정의 타당성과 외부검토의 방법의 신뢰성에 대한 제시가 필요하다.

다음 그림은 GRADE 그룹에서 제시하는 개별 과정에서 참여하는 대상자의 구성이다(The GRADE Evidence to Decision (EtD) framework for health system and public health decisions.)[18] 다음의 내용을 요약하면 외부검토가 필요한 부분은 1. 핵심질문을 도출하는 영역(외부검토자의 유형 : 사용자, 대상질환을 가진 환자, 정책결정자 등) 2. 근거에 의해 개발그룹에서의 판단을 통한 초안을 작성하고 난 이후 권고안에 대한 외부검토과정(외부검토자의 유형: 해당영역의 전문가(사용자), 환자, 필요한 경우 정책결정자에 의한 추가판단)으로 구분되어 있다.

외부전문가에 의한 검토과정은 권고안의 객관적 타당성을 확보하기 위한 항목으로 이를 세분하면 다음과 같다

　1. 외부검토자 범위: 인원수, 검토자의 유형, 소속, 외부검토자 선택의 합리적 사유 및 과정

　2. 외부검토 시행방법: 외부검토의 목적과 의도에 따른 외부검토 시행 방법(평가척도, 설문조사 내용 등)

　3. 외부검토의 목적: 질을 향상시키기 위함, 권고초안에 대한 피드백, 적용가능성과 실행가능성 평가, 근거를 확산시키기 위함

18) Moberg J, Oxman AD, Rosenbaum S, et al. The Grade Evidence to Decision (EtD_ frame work for health system and public health decisions. Health Research Policy and Systems 2018:16;45.
　　https://health－policy－systems.biomedcentral.com/articles/10.1186/s12961－018－0320－2

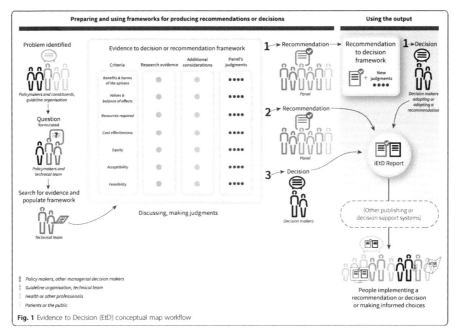

Fig. 1 Evidence to Decision (EtD) conceptual map workflow

출처: https://health−policy−systems.biomedcentral.com/articles/10.1186/s12961−018−0320−2/
figures/1

4. 수집된 정보와 결과반영여부: 외부검토를 통해 수집된 정보의 내용과 해당 권고안의 개발과
   정에서의 반영내용과 결과

외부검토를 통해 목적하는 바가 무엇인지에 따라 검토자는 임상 분야의 전문가와 필요하다면 방법
론 전문가도 포함되거나 혹은 대상 환자의 대표자 등이 포함한 다양한 대상에게 수행될 수 있다.
일반적으로 국내 지침의 경우 외부검토는 진료지침의 권고안에 대한 피드백을 주요 목적으로 하고
있으며, 대부분의 경우 권고안에 대한 찬성과 반대에 대한 의견조사를 수행하고 있다. 또한 외부검
토는 권고안의 초안이 만들어진 이후 출판 직전에 이루어지는 것뿐만 아니라 전 과정 중에 이루어
질 수 있다. 영국의 NICE의 경우는 새로 시도되는 치료에서 위해에 대한 데이터수집 특히 피해,
의약품의 라벨을 벗어난 사용 등에 대한 데이터 수집을 위해 근거의 수집단계에서 등록된 이해당
사자 및 신뢰 있는 기관 등을 통해 근거를 수집하는 과정을 갖기도 한다. 따라서 권고안의 초안만
을 대상으로 한 검토방법만이 외부검토가 아닌 지침의 전 과정에서 일어날 수 있는 질적 수준 및
객관성을 보장하기 위한 방법으로 해당 개발그룹이 아닌 다른 그룹에 의해 의견 및 자문을 받는
모든 과정이라고 정의할 수 있다.

예시 13-1

근거기반 임상영상 가이드라인 개발: 영상진단검사의 적절성과 환자의 방사선 노출 수준에 대한 근거 제공. 대한영상의학회, 한국보건의료연구원, 2016

1.8. 8단계: 외부검토 및 임상진료지침 승인

최종 권고문에 대한 검토는 임상영상가이드라인 개발에 참여하지 않은 영상의학 전문의 검토(내부검토)와 지침의 최종사용자가 될 유관학회 검토(외부검토)로 한다. 일정기간 동안의 대한영상의학회 웹페이지 게재, 공문서 발송을 통한 서면 의견수렴과 세미나 개최를 통한 현장의견 수렴을 방법으로 한다. 의견 수렴 및 수정을 완료한 후 대한의학회의 임상진료지침 승인을 요청함으로써 근거기반 임상영상가이드라인 개발을 종료한다.

4. 외부검토 결과

검독내용	검독의견	반영여부	이유
1. 전반적인 검독의견 - 연구의 필요성 및 목적과 연구 결론과의 맥락 일관성	• 연구의 필요성을 정당화 원칙과 최적화 원칙으로 잘 정리하였으며, 가이드라인의 필요성을 설득력 있게 제시함. 즉 특정 임상적 조건에서 가장 적절한 검사 및 시술이 이루어지도록 검사 및 시술에 대한 의사의 의뢰(referral) 또는 임상적 결정(clinical decision)에 도움을 주는 근거기반 임상영상 가이드라인(clinical imaging guidelines) 개발하는 것임. • 적절한 방법론과 근거수준평가법을 이용하여 결론을 도출함. 수용개작 원칙에 맞추어 적절하게 연구가 수행되었음. 근거의 창출 및 권고의 결정이 원칙에 맞추어 진행되었음.	해당없음	해당없음
- 연구결과를 바탕으로 도출된 결론의 논리적 타당성 및 현실적 적합성	연구목적에서 세팅(setting)에 대한 고려 필요 (예: 1차 의료기관과 검진기관 등 일반적인 진료기관이 아닌 경우의 접근)	반영	1차, 2차, 3차 의료기관 구분을 하지 않았음. 보고서에 명시하는 것으로 수정함. 국제 가이드라인 내 의료기관 세팅 구분 없음을 확인함.
	무증상(고위험) 진료의 경우 검진으로 간주할 수 있어 현재 진료지침의 범위에 포함될지에 대한 논란 가능	비반영	최종 사용자의 의사결정을 지원하는 목적이므로 크게 논란은 되지 않을 것임. 주요 국외 임상영상가이드라인들(미국 ACR, 영국 RCR 등)도 검진과 진료를 구분하지는 않음
	방사선량 정보의 활용방법에 대한 제시 필요. 방사선 피폭이 harm을 고려하여 개발한건인지 등의 설명 필요.	반영	표 8. 한국 임상영상 가이드라인의 권고 고려요인에서 위해(harm)에 기술되어 있음.

- 지침의 개발 방법 서술에서 외부검토의 방법을 서술하고, 외부검토 결과를 간략하게 표로 작성하여 제시하였다.

예시 13-2

Stroke and transient uschemic attack in over 16s: diagnosis and initial management. NICE guideline Published: 1 May 2019 www.nice.org.uk/guidance/ng128

- 권고안 개발에서 받은 외부검토의 상세 내용을 진료지침 홈페이지의 History 탭에 수록된 문서에서 확인할 수 있다.

Home ❯ NICE Guidance ❯ Conditions and diseases ❯ Cardiovascular conditions ❯ Stroke and transient ischaemic attack

Stroke and transient ischaemic attack in over 16s: diagnosis and initial management

NICE guideline [NG128]   Published date: 01 May 2019

| Guidance | Tools and resources | Information for the public | Evidence | **History** |

Documents

A list of downloadable documents created during development.

Declaration of interests

⬇ Register of interests
PDF 354.54 KB
01 May 2019

Draft guidance consultation

❯ Draft guidance consultation

Guidance published

⬇ Consultation comments and responses PDF 1.51 MB
01 May 2019

⬇ Equality impact assessment 4
PDF 149.44 KB
01 May 2019

⬇ Committee member list
PDF 112.32 KB

Stakeholder list updated

⬇ Stakeholder list PDF 43.24 KB
29 April 2019

Committee meetings

Committee meeting

⬇ Minutes 1 PDF 172.88 KB
18 December 2017

- 'Consultation comments and responses'를 누르면 정리된 외부검토 문서를 내려 받을 수 있으며, 그 일부 내용은 아래와 같다. 외부검토의 의견 제시자(stakeholder)와 의견 제시된 부분(Document No., Page No., Line No.), 의견, 반영결과가 서술되어 있다.

Stroke and transient ischaemic attack in over 16s: diagnosis and initial management (update)

Consultation on draft guideline - Stakeholder comments table

23 November 2018 - 11 January 2019

Comments forms with attachments such as research articles, letters or leaflets cannot be accepted.

Stakeholder	Document	Page No	Line No	Comments Please insert each new comment in a new row	Developer's response Please respond to each comment
Action on Smoking and Health	Guideline	6	General	Smoking is a major cause of stroke and transient ischaemic attack and has significant implications for prognosis following stroke incidence, with smoking cessation significantly improving patient outcomes. Reference to smoking cessation treatment, as outlined in NICE guidance NG92, Stop smoking interventions and services,i in guidance relating to the management of stroke and transient ischaemic attack should be considered key, and its omission in the draft guidance rectified. NICE. [NG92] Stop smoking interventions and services. March 2018. Smoking carries significant risk for stroke and ischaemic attack incidence and prognosis: • Smoking makes you twice as likely to die if you have a stroke.[2] • Smoking increases a person's chances of stroke and nearly doubles a person's chances of ischaemic stroke.[3] • The risk of stroke increases with the number of cigarettes smoked, Error! Bookmark not defined.,[4] If you smoke 20 cigarettes a day, you are six times more likely to have a stroke compared with a non-smoker[5]	Thank you for this information which is important in the wider management of stroke. However, this topic was not included in the scope of this guideline update and so we cannot make recommendations about this. We will pass your comment to the NICE surveillance team to consider for future updates of this guideline or update of the Stroke rehabilitation guideline.
British Association of Stroke Physicians	Evidence review H			The biggest implications will be establishing the acceptance from neurosurgical colleagues that craniectomy should be offered to all appropriate patients irrespective of age, and using appropriate shared decision making tools.	Thank you for your comment. We agree and we are facilitating this process by producing a decision aid that will help patients and family/carers make informed decisions about proceeding with decompressive hemicraniectomy and this will be published alongside the guideline.
British Association of Stroke Physicians	Guideline	5	10	The resource implications of this recommendation need to be carefully considered, and the effect of negative imaging. There is no clear clinical evidence for the treatment of MR negative	Thank you for your comment. The recommendation made is not for routine MRI scanning in all patients

Stakeholder	Document	Page No	Line No	Comments Please insert each new comment in a new row	Developer's response Please respond to each comment
				transient neurological attacks. Suggest define what TIA syndromes are suitable for imaging, otherwise this might lead to an enormous pressure on pressed radiology departments. It does not seem plausible that the replacement of CT by MR will only have small cost implications, and the clinical benefit is uncertain (and may be harmful).	with suspected TIA but for it to be considered following specialist assessment that will determine whether it is required. The recommendation has been reworded to make this clear. It now reads: After specialist assessment in the TIA clinic, consider MRI (including diffusion-weighted and blood- sensitive sequences) to determine the territory of ischaemia, or to detect haemorrhage or alternative pathologies. If MRI imaging is done, perform it on the same day as the assessment. The decision whether to order an MRI is still a matter of clinical judgement and therefore we do not feel it is appropriate to define suitable TIA syndromes in the recommendations. The evidence for routine MRI scanning was not adequate to make a specific recommendation

- **NICE의 임상진료지침 개발은 자체의 개발방법론을 따르며, 별도의 책자로 제공된다.**

Developing NICE guidelines: the manual (www.nice.org.uk/process/pmg20)

14 진료지침의 갱신 절차가 제시되어 있다

___ 문항이 요구하는 핵심 요소

　　지침개정 일정과 방법론이 제시되어 있고, 개정을 결정하는 판단기준이 명시되어 있어야 한다.

　　※ 문항이 원하는 바는 무엇인가?

　　진료지침은 최신의 연구를 반영할 필요가 있다. 따라서 이를 위한 개정절차에 제시되어야 한다. 우리나라에서 개발되는 대부분의 지침은 이 내용을 대략적으로 3~5년이라고 명시하고 있다. 그러나 진료지침에서의 최신의 연구는 대상 질환 혹은 치료 및 진단에 따라 차이가 있다. 특정 질환의 경우 최신의 진단과 치료가 1~2년을 주기로 지속적으로 보고되기도 하고, 어떤 질환의 경우는 최신 연구가 5~10년이 지나도 새로 보고되지 않는 경우도 있다. 따라서 최신의 연구를 반영한다는 목표가 해당 영역에서 무엇인지에 대한 기준에 대한 서술이 필요하다.

　　또한 현실적으로 대부분의 많은 국내 지침의 개발의 경우 원하는 모든 진료지침의 내용을 포함하고 있는 경우는 많지 않고 대부분의 경우 인력과 자원, 한정된 시간의 문제로 우선순위에 따라 일부의 핵심질문의 개발만으로 제한되어 개발하고 있다. 따라서 개정은 지침의 개발 계획 시 해당 진료지침의 전반적인 내용 중 이번 개발단계에서 다룰 내용과 다음 단계에서 다룰 내용을 구분하여 중장기적인 개발계획을 수립하는 것이 더 바람직하며, 많은 학회들이 진료지침 개발위원회를 학회 내 공식적인 상설 위원회로 구체화되는 것을 고려하면 이러한 중장기적 개발단계를 고려해 보는 것이 권고될 수 있다. 그러나 현재 국내 학회에 조직은 2~3년을 단위로 조직이 재 편성되는 것을 고려하면, 중장기적인 핵심질문 별 계획을 수립하는 것은 연속성을 지니기 어려울 가능성 역시 배제하기 힘들다. 따라서 학회의 사정을 고려하여 진료지침의 개정과 연속성에 대한 전반적인 계획을 중장기적으로 확립하는 것은 필요한 일이다.

구성 요소

개정을 위해 제시할 내용은 앞서 설명한 대로 개정일정, 개정 방법, 개정을 결정하는 기준이다. 이를 다음 항목으로 구분하여 기술하면 다음과 같다.

❶ 지침의 개정 일정: 개정될 것이라는 언급, 특정 일정 혹은 정기적/비정기적 일정
  − 특정 일정일 수도 있고, 혹은 정기적/비정기적 절차를 제시할 수도 있다. 이러한 기간의 문제는 해당 질병의 특성에 기반하여 최신성에 대한 판단이 필요하다.

❷ 지침의 개정 방법: 기존 권고안에 대한 개정, 새로운 치료나 진단에 대한 추가 등
  − 핵심질문 선정에 대한 기준: 개정이므로 신규 핵심질문과 기존 권고안에 대한 최신성 보강을 결정하는 기준이 필요하므로 핵심질문 선정 기준이 제시되어야 한다.
  − 개정 시 사용되는 개발방법: 기존 권고안 처리방법, 신규개발 혹은 수용개작 등 기존 권고안과 새로 추가되는 핵심질문에 대한 개발방법에 대한 내용(예: 검색일자, 근거수집, 평가, 합산 방법, 권고안 도출방법 등을 기존의 개발방법에 따를 것인지, 아니면 새로운 방법을 채택할 것인지에 대한 내용 등)

❸ 개정을 결정하는 기준: 최신문헌의 검색, 혹은 내용을 수정하는 상설조직, 개정을 결정하는 판단 방법
  − 개정을 결정하는 기준이 최신의 양질의 근거인지, 혹은 상설조직을 통한 계획적인 개발인지(예: 매 3년마다 최신성을 보강한다 등), 혹은 새

로운 치료의 도입 등의 최신의 치료/진단의 제시 필요성 등에 대한 명백한 기준의 제시가 필요하다.

__ 진료지침 기획과 보고 과정에서 고려할 사항

연관되는 AGREE 2.0 평가 항목들과 일관성을 유지해야 한다.

일반적으로 개정계획은 개발방법에 기술하게 된다. 기술해야 하는 내용에 대한 기준과 해당 질병의 특성을 제시하여 개정 계획의 기준 혹은 기간의 타당성을 제시할 필요가 있다.

Tip

진료지침의 개발과정은 각 학회에서 연속적으로 진행되는 과정이다. 근거는 끊임없이 연구되고 있으므로 최신성을 반영하는 것은 진료지침에서 중요한 과제이다. 따라서 국외의 많은 학회들은 지속적으로 진료지침을 개정하고, 최근 개정된 내용이 기존과 다른 점이 무엇인지에 대해 지속적으로 알리는 작업을 하고 있다. 일회성으로 진료지침을 개발하는 것이 아닌 학회의 연속적인 개발과정의 일환으로 진료지침의 개정계획을 수립하는 것이 필요하다.

예시 14-1

ASCO의 진료지침 개발방법에 대한 매뉴얼을 확인하면 진료지침 개정절차에 대한 다음과 같은 내용을 기술하고 있다.[19]

ASCO is committed to the currency and validity of its guidelines, an annual assessment, review, and approval strategy has been established. ASCO adapted a signals approach8 to ensure a consistent approach to the updating of guidelines. The goals of this effort are a) to keep guideline products up to date within 3 years of publication

....

19) https://www.asco.org/research−guidelines/quality−guidelines/guidelines−tools−resources/guideline−methodology

(or time of last update), b) have readers aware of the status of the guidelines, and c) to be responsive to new and emerging evidence that can alter guideline recommendations. This can be done by:

1. Guideline Co-Chairs conducting annual assessments of updating need
2. Guidelines Advisory Groups conducting regular assessments and prioritization of updating need
3. Having an expedited response for important recommendation-altering evidence
4. Communicating the status of guideline products on the ASCO Website
5. Archiving guidelines that are no longer of relevance

다음은 ASCO에서 사용하고 있는 업데이트를 위한 결정과정을 위한 판단의 흐름도이다[20]

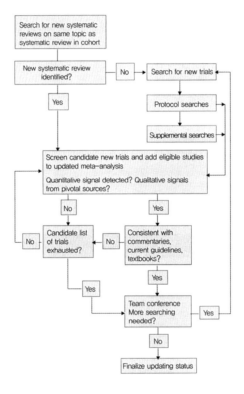

....

20) How Quickly Do Systematic Reviews Go Out of Date? A Survival Analysis, Shojania KG, Sampson M, Ansari MT, Ji J, Doucette S, Moher D. Ann Intern Med. 2007 Aug 21;147(4):224−33. Epub 2007 Jul 16

예시 14-2

National Collaborating Centre for Chronic Conditions. *Stroke: national clinical guideline for diagnosis and initial management of acute stroke and transient ischaemic attack (TIA)*. London: Royal College of Physicians, 2008.

Updating the guideline

Literature searches were repeated for all of the evidence-based questions at the end of the GDG development process allowing any relevant papers published up until 31 October 2007 to be considered. Future guideline updates will consider evidence published after this cut-off date.

Two years after publication of the guideline, NICE will ask a National Collaborating Centre to determine whether the evidence base has progressed significantly to alter the guideline recommendations and warrant an early update. If not, the guideline will be considered for update approximately four years after publication.

예시 14-3

Prostate Cancer Foundation of Australia and Cancer Council Australia PSA Testing Guidelines Expert Advisory Panel. Draft clinical practice guidelines for PSA testing and early management of test-detected prostate cancer. Prostate Cancer Foundation of Australia and Cancer Council Australia, Sydney (2016).

Updating these recommendations

Medical research is constantly providing new evidence for the best ways to find and manage prostate cancer. Newly published literature relevant to each systematic review question will be monitored. If strong evidence supporting a change in the guideline accumulates, the Expert Advisory Panel will reconvene to assess if a guideline update is warranted. The guideline as a whole will be reviewed every 3 years and a decision made as to whether partial or full updating is required.

LIFE OF THIS GUIDELINE

It is inevitable that parts of this guideline will quickly become out of date as knowledge advances. Newly published literature relevant to each systematic review question will be monitored. If strong evidence supporting a change in the guideline accumulates, the Expert Advisory Panel will reconvene to assess if a guideline update is warranted. The guideline as a whole will be reviewed every three years and a decision made as to whether partial or full updating is required.

평가영역

4

표현의 명확성

Domain 4.
Clarity of Presentation

15. 권고안은 구체적이며 모호하지 않다.

16. 임상 상태나 건강 이슈를 관리하기 위한 다양한 대안이 분명하게 표현되어 있다.

17. 주요 권고안은 쉽게 확인할 수 있다.

15 권고안은 구체적이며 모호하지 않다.

문항이 요구하는 핵심 요소

권고안의 목적, 적용할 대상군과 사용 환경에 적합한 방안들을 모두 구체적이고 정확하게 서술한다. 근거가 부족할 경우 그 불확실성까지 구체적으로 기술한다.

※ 문항이 원하는 바는 무엇인가?

사용자들의 임상 판단을 돕고 진료행태를 변화시키기 위해서는 권고안이 구체적이고 명확해야 한다. 체계적으로 수집한 근거자료의 정보를 토대로 적용 대상군과 사용 환경을 고려하여 권고안을 구체적이고 정확하게 기술한다.

한편, 근거수준이 부족하거나 근거를 찾지 못한 경우에는 그 불확실성에 대해 분명히 언급하고 권고안의 도출 방법 등에 대해 보다 자세히 기술해야 한다. 이때, 그 한계와 적용 시 고려사항에 관해서도 기술한다.

구성 요소

목표 설정에 관한 아래의 요건(SMART)을 참조하여 권고안을 작성할 수 있다.

❶ Specific: 권고안의 대상자와 그 임상특성, 사용환경 등을 구체적으로 기술한다.

❷ Measurable: 권고안의 효과를 평가할 수 있는 권고, 측정가능한 수준의 명료한 권고를 제시한다.

❸ Aggressive but Achievable: 권고안의 의도나 목적을 명확히 하고 진료행태의 변화가 일어날 수 있는 권고를 제시한다.

❹ Relevant: 권고와 근거 간의 명확한 연결을 확인할 수 있어야 한다.

❺ Time-limited: 시간 계획을 제시함. (제외 가능)

▬ 진료지침 기획과 보고 과정에서 고려할 사항

연관되는 AGREE 2.0 평가 항목들과 일관성을 유지해야 한다.

Q2. 진료지침에서 다루고자 하는 건강 관련 질문들이 구체적으로 서술
되어 있다.
  – 핵심질문에서 제기한 임상질문을 PICO의 구성요소에 맞춰 권고
    안에서 충실하게 답변하여야 한다.

Q21. 진료지침은 수행 정도에 대한 감독 및 평가 기준을 제시하고 있다.
  – 권고안은 그 자체로 측정 가능한 평가지표가 만들어질 수 있을
    만큼 구체적이어야 한다. 이를 통해 권고안과 진료지침의 실행
    수준을 평가할 수 있다.

> **Tip**
>
> ❶ 권고안은 핵심질문에 대한 답변으로 그 과정이 체계적이고 근거가 있어야 한다. 그로부터 도출
>   된 권고안은 행동변화가 일어날 수 있을 만큼 명확하고 구체적이어야 하며 권고안으로 인한 변
>   화는 측정 가능해야 한다.
> ❷ 권고안과 권고등급, 근거수준을 비롯하여 진료지침에서 제공하는 핵심정보를 일목요연하게 확
>   인할 수 있는 정보를 제공한다.
> ❸ 권고안을 읽은 사용자가 권고안을 즉각적으로 이해하기 어렵거나 이어지는 질문이 연상되지 않
>   도록 명확하고 완성된 권고안을 제시한다.

예시 15-1

2018 AHA/ACC Multisociety Guideline on the Management of Blood Cholesterol. American College of Cardiology. 2018.

1. In all individuals, emphasize a heart-healthy lifestyle across the life course. A healthy lifestyle reduces atherosclerotic cardiovascular disease (ASCVD) risk at all ages. In younger individuals, healthy lifestyle can reduce development of risk factors and is the foundation of ASCVD risk reduction. In young adults 20 to 39 years of age, an assessment of lifetime risk facilitates the clinician–patient risk discussion (see No. 6) and emphasizes intensive lifestyle efforts. In all age groups, lifestyle therapy is the primary intervention for metabolic syndrome.

2. In patients with clinical ASCVD, reduce low-density lipoprotein cholesterol (LDL-C) with high-intensity statin therapy or maximally tolerated statin therapy. The more LDL-C is reduced on statin therapy, the greater will be subsequent risk reduction. Use a maximally tolerated statin to lower LDL-C levels by $50%.

3. In very high-risk ASCVD, use a LDL-C threshold of 70mg/dL (1.8 mmol/L) to consider addition of nonstatins to statin therapy. Very high-risk includes a history of multiple major ASCVD events or 1 major ASCVD event and multiple high-risk conditions. In very high-risk ASCVD patients, it is reasonable to add ezetimibe to maximally tolerated statin therapy when the LDL-C level remains $70 mg/dL ($1.8 mmol/L). In patients at very high risk whose LDL-C level remains $70 mg/dL ($1.8 mmol/L) on maximally tolerated statin and ezetimibe therapy, adding a PCSK9 inhibitor is reasonable, although the long-term safety (>3 years) is uncertain and cost effectiveness is low at mid-2018 list prices.

4. In patients with severe primary hypercholesterolemia(LDL-C level ‡190 mg/dL [‡4.9 mmol/L]), without calculating 10-year ASCVD risk, begin highintensity statin therapy. If the LDL-C level remains $100 mg/dL ($2.6 mmol/L), adding ezetimibe is reasonable. If the LDL-C level on statin plus ezetimibe remains $100 mg/dL ($2.6 mmol/L) and the patient has multiple factors that increase subsequent risk of ASCVD events, a PCSK9 inhibitor
may be considered, although the long-term safety(>3 years) is uncertain and economic value is uncertain at mid-2018 list prices.

5. In patients 40 to 75 years of age with diabetes mellitus and LDL-C ‡70 mg/dL (‡1.8 mmol/L), start moderate-intensity statin therapy without calculating 10-year ASCVD risk. In patients with diabetes mellitus at higher risk, especially those with multiple risk factors or those 50 to 75 years of age, it is reasonable to use a high-intensity statin to reduce the LDL-C level by $50%.

6. In adults 40 to 75 years of age evaluated for primary ASCVD prevention, have a clinician–patient risk discussion before starting statin therapy. Risk discussion should include a review of major risk factors(e.g., cigarette smoking, elevated blood pressure, LDL-C, hemoglobin A1C [if indicated], and calculated 10-year risk of ASCVD); the presence of risk-enhancing factors (see No. 8); the potential benefits of lifestyle and statin therapies; the potential for adverse effects and drug–drug interactions; consideration of costs of statin therapy; and patient preferences and values in shared decision-making.

- 권고의 대상을 구체적인 연령, 검사 수치 등으로 명확히 제시하였으며, 개별 임상상황별 기준과 대안을 제시하여 사용자의 즉각적인 이해와 실행이 가능함.

예시 15-2

만성기침 진료지침. 대한천식알레르기학회. 2018.

권고안	근거 수준	권고 등급
1. 성인/소아청소년 비특이적 만성기침 환자에서 경구항히스타민제의 경험적 사용이 기침을 감소시키는가?		
성인 비특이적 만성기침 환자에서 경구항히스타민제의 경험적 사용을 권고한다.	IV	A
소아청소년 비특이적 만성 기침 환자에서 항히스타민제 경험적치료의 제한적 사용을 제안한다.	III	C
2. 성인/소아청소년 비특이적 만성기침 환자에서 흡입형 코르티코스테로이드의 경험적 사용이 기침을 감소시키는가?		
성인 비특이적 만성기침 환자에서 흡입형 코르티코스테로이드의 경험적 사용을 제안한다.	II	B
소아청소년 비특이적 만성기침 환자에서 흡입형 코르티코스테로이드의 경험적 사용을 제안한다.	IV	B
3. 성인/소아청소년 비특이적 만성기침 환자에서 류코트리엔 수용체 길항제의 경험적 사용이 기침을 감소시키는가?		
성인 비특이적 만성기침 환자에서 류코트리엔 수용체 길항제 경험적치료의 제한적 사용을 제안한다.	IV	C
소아청소년 비특이적 만성기침환자에서 류코트리엔 수용체 길항제의 경험적 사용여부에 대한 권고안은 이번 진료지침에서는 제시하지 않는다.	-	-
4. 성인 비특이적 만성기침 환자에서 양성자펌프억제제의 경험적 사용이 기침을 감소시키는가?		

성인 비특이적 만성기침 환자에서 양성자펌프억제제 경험적치료의 제한적 사용을 제   II   C
안한다.

- 즉각적인 실행이 가능한 수준으로 권고안이 구체적이고 명료함.
- 동일한 개입활동이라도 성인/소아청소년 각각의 대상별로 권고안을 제시하였음.
- 근거가 부족한 권고안은 그 불확실성을 인정하고 진료지침에서의 입장을 명확히 제시하였음.

예시 15-3

한국인 글루코코르티코이드 유발 골다공증 진료지침. 대한골대사학회, 대한류마티스학회. 2018.

(1) 핵심질문 2-1. 40세 미만 성인에서 칼슘과 비타민D 보충은 글루코코르티코이드 유발 골다공증 예
    방과 치료에 효과적인가?
　1) 하루 2.5mg 이상의 프레드니솔론을 3개월 이상 복용 중인 모든 성인은 칼슘과 비타민D 복용을
        권고한다. [권고등급 II/근거수준 B].
　2) 충분량의 칼슘(800-1000mg)과 비타민D(800IU)를 섭취하고, 적절한 비타민D 농도(20ng/mL)를
        유지하도록 권고한다. [전문가 합의/근거수준 B]
　3) 식사를 통한 칼슘과 비타민D 섭취가 부족한 경우 보충제의 사용을 고려할 수 있다. [전문가 합의
        /근거수준 B].
　4) 고용량의 칼슘과 비타민D 보충은 위장관 부작용 및 신결석의 위험성을 증가시킬 수 있으므로 적
        절한 용량의 사용을 고려해야 한다. [전문가 합의/근거수준 B].

- 약물, 성분 등에서 구체적인 용량, 기간을 명확히 제시하여 즉각적인 판단과 실행이 가능하고 실
  행수준을 측정할 수 있음.

16 임상 상태나 건강 이슈를 관리하기 위한 다양한 대안이 분명하게
표현되어 있다.

__ 문항이 요구하는 핵심 요소

권고안에서 주 치료와 그 대안을 명확하게 구분할 수 있도록 지침에 서술하였고
이의 적용 대상과 임상상황을 모두 구체적으로 기술하여야 한다.

※ 문항이 원하는 바는 무엇인가?

핵심질문에서 제기한 내용을 진료지침이 충실히 답할 수 있어야 한다. 명
확한 권고안과 함께 권고안의 적용대상, 임상 특성에 따라 제기될 수 있는 여러
상황을 고려하고 그 대안을 제시한다.

__ 구성 요소

1. 진료지침이 다루는 주제의 범위에 따른 고려

권고안 적용 시 고려해야 할 상황의 내용과 수준은 진료지침이 다루는 주
제의 특성과 범위에 따라 달라진다.

- 특정 질환을 주제로 한 진료지침이라면 개별적인 중재활동만이 아닌 질
  환의 1차(예방), 2차(진단과 치료), 3차 예방(재활)의 모든 관점에서 포괄
  적으로 다루어야 한다. 환자와 보호자의 참여, 특수 상황에서의 대응방
  안 등 질환 관리에 필요한 모두 주제를 고려한다.
- 특정 중재나 시술에 관한 진료지침이라면 부작용과 합병증, 사용자 또
  는 환자의 선호, 자원수준에 따른 고려사항이나 대안을 제시해야 한다.
  이는 권고안 적용의 촉진·장애요인이 될 수 있으므로 구체적이고 자세
  하게 기술해야 한다.

2. 권고안 적용 시 고려사항

　권고안에서 주 치료와 그 대안을 명확하게 구분하고 각각의 장단점을 기술한다.

▬ 진료지침 기획과 보고 과정에서 고려할 사항

　연관되는 AGREE 2.0 평가 항목들과 일관성을 유지해야 한다.

Q1. 진료지침의 전반적인 목적이 구체적으로 서술되어 있다.
－ 권고안 적용 시 진료지침의 정한 범위와 목적에서 다루는 건강관련 이슈들을 모두 고려해야 한다. 진료지침의 목적을 구체적으로 기술함으로써 그 대상과 범위를 명확히 하고 권고안의 핵심 정보를 충분히 전달한다.

Tip

특정 질환을 주제로 한 진료지침 개발은 예방, 진단, 치료, 재활 등 모든 범위의 내용을 다루어야 하는 매우 방대한 작업이 될 수 있다. '진단과 치료'와 같이 범위를 좁히거나 '일차의료의사를 위한~'처럼 사용 대상을 세분화하여 개발하는 방법을 고려한다.

예시 16-1

일차 의료용 근거기반 고혈압 임상진료지침. 대한의학회, 질병관리본부. 2019.

- '고혈압'이라는 특정 질환에 관한 진료지침으로 질환의 1차 예방(생활습관 개선), 2차 예방(진단, 평가, 약물요법), 3차 예방(생활습관 개선) 등 질환 관리의 전 영역을 다룸.
- 또한, 저항성 고혈압, 이차성 고혈압, 특수상황, 위기상황에 관한 권고안 등 질환의 특성에 따른 내용을 담고 있음.

예시 16-2

2019 환자 촬영종류별 영상진단 정당성 가이드라인. 대한영상의학회, 2019.

분과	핵심질문	권고문 초안	권고 등급	근거 수준	방사선량
소아	KQ1. 외상이 없는 무증상 소아환자가 현미경적 혈뇨가 있을 때 최초 영상 검사로 적절한 검사는 무엇인가?	권고 1: 외상이 없는 무증상의 현미경적 혈뇨가 있는 소아환자에서 동반된 단백뇨가 있을 경우 최초 영상검사로 초음파검사가 적절하다.	A	Ⅲ	초음파검사 0
	KQ2. 외상이 없는 무증상 소아환자가 육안적 혈뇨가 있을 때 최초 영상검사로 적절한 검사는 무엇인가?	권고 2: 외상이 없는 무증상의 육안적 혈뇨를 보이는 소아 환자에서 최초 영상검사로 초음파검사가 적절하다.	A	Ⅳ	초음파검사 0
	KQ3. 외상이 없는 소아환자가 통증을 동반한 혈뇨가 있을 때 최초 영	권고 1: 외상없이 통증이 있는 혈뇨를 동반안 요로 결석이 의심되는 소아 환	A	Ⅱ	초음파검사 0 비조영증강 CT

분과	핵심질문	권고문 초안	권고등급	근거수준	방사선량
	상검사로 적절한 검사는 무엇인가?	자에서 최초 영상검사로 비조영증강 CT 또는 초음파검사가 적절하다.			2, 3
		권고 2: 외상없이 통증이 있는 혈뇨를 동반한 요로결석이 의심되는 소아 환자에서 최초 영상검사로 KUB를 시행하는 것을 고려할 수 있다.	B	III	KUB 1

• 핵심질문에서 제기될 수 있는 다양한 임상상황을 고려하여 개별 상황에 적절한 권고안을 제시함.

17 주요 권고안은 쉽게 확인할 수 있다.

__ 문항이 요구하는 핵심 요소

구체적 권고 사항들이 하나의 소단원에 모여 있고, 권고 사항의 주요 내용을 쉽게 알아볼 수 있도록 특별한 서식(권고 사항을 요약한 글상자, 굵은 글씨나 밑줄표시, 흐름도나 알고리즘)으로 표현하여야 한다.

※ 문항이 원하는 바는 무엇인가?

방대한 정보를 담고 있는 진료지침에서 가장 적절한 권고사항을 사용자가 쉽게 확인할 수 있어야 한다. 권고안을 비롯한 핵심정보를 사용자가 빠르고 정확하게 식별하고 진료지침의 목적에 맞게 활용할 수 있도록 여러 가지 방법을 적용한다.

__ 구성 요소

1. 권고안과 핵심내용을 진료지침에서 쉽게 찾을 수 있어야 한다.
    - 전체 권고안들을 별도의 소단원으로 구성하고 진료지침 서두에 제시한다.
    - 개별 권고안을 소단원별로 구성하고 단원별로 핵심질문과 그로부터 도출된 권고안, 권고수준과 근거수준, 핵심 근거 요약을 일목요연하게 정리하여 제시한다. 글상자를 이용하거나 주요 권고안만을 굵은 글씨나 밑줄 표시하여 강조한다.
    - 권고수준에 따라 색상을 달리하여 강조하거나 연결된 정보의 경우 특정 디자인으로 시각적 효과를 극대화한다.

2. 단일 주제 또는 하나의 핵심질문에서 도출된 여러 권고안이라면 하나의 알고리즘이나 흐름도로 종합하여 제시한다.

___ 진료지침 기획과 보고 과정에서 고려할 사항

연관되는 AGREE 2.0 평가 항목들과 일관성을 유지해야 한다.

Q15. 권고안은 구체적이며 모호하지 않아야 한다.

- 권고안에 대한 서술이 간결하고 명확하며 행동변화가 일어날 수 있도록 구체적이어야 한다.

Q.19. 진료지침은 권고안이 의료현장에서 실제 사용될 수 있도록 도와 주는 조언과 도구를 제시하고 있다.

- 진료지침 개발자는 사용자가 권고안의 주요 정보를 알기 쉽고 간편하게 확인할 수 있는 다양한 형태의 보조자료나 도구를 개발·제공해야 한다.

Tip

지침의 독자들이 지침의 핵심질문과 권고안을 빠르고 쉽게 파악할 수 있는 방법을 강구한다.

예시 17-1

2019 환자 촬영종류별 영상진단 정당성 가이드라인. 대한영상의학회, 2019.

분과	핵심질문	권고문초안	권고 등급	권고 수준	방사선량
갑상선	KQ1. 세침흡인검사에서 비정형(atypia of undetermined significance or follicular lesion of undetermined significance: AUS/FLUS) 세포결과를 보인	권고1: 갑상선 결절의 세침흡인검사에서 비정형 세포 결과를 보인 반복적인 세침흡인검사 시행이 적절하다.	A	II	경부초음파 검사 0 초음파
		권고2: 갑상선 결절의 세침흡인검사에서 비정형 세포 결과를 보인 경우 분	B	II	유도 하 세침흡인검사

	갑상선 결절에 대한 적절한 검사는 무엇인가?	자표지자 검사 시행을 고려할 수 있다.			
		권고3: 갑상선 결절의 세침흡인검사에서 비정형 세포 결과를 보인 경우 반복적인 세침흡인검사 대신 중심부 바늘생검(core needle biopsy)을 고려할 수 있다.	B	II	0 조직검사 0
		권고4: 여러 번의 세침흡인검사, 분자표지자 검사에서도 결론에 이르지 못했거나 두 가지 모두 시행되지 않은 경우, 임상적 위험인자, 초음파 소견, 환자의 선호도에 따라 진단적 수술 또는 경과관찰이 적절하다.	A	II	
소아	KQ1. 외상이 없는 무증상 소아환자가 현미경적 혈뇨가 있을 때 최초 영상검사로 적절한 검사는 무엇인가?	권고1: 외상이 없는 무증상의 현미경적 혈뇨가 있는 소아 환자에서 동반된 단백뇨가 있을 경우 최초 영상검사로 초음파검사가 적절하다.	A	III	초음파검사 0
		권고2: 외상이 없는 무증상의 육안적 혈뇨를 보이는 소아환자에서 최초 영상검사로 초음파검사가 적절하다.	A	IV	초음파검사 0
	KQ2. 외상이 없는 무증상 소아환자가 육안적 혈뇨가 있을 때 최초 영상검사로 적절한 검사는 무엇인가?	권고1: 외상없이 통증이 있는 혈뇨를 동반한 요로 결석이 의심되는 소아 환자에서 최초 영상검사로 비조영증강 CT 또는 초음파검사가 적절하다.	A	II	초음파검사 0 비조영증강 CT 2, 3
	KQ3. 외상이 없는 소아환자가 통증을 동반한 혈뇨가 있을 때 최초 영상검사로 적절한 검사는 무엇인가?	권고2: 외상없이 통증이 있는 혈뇨를 동반한 요로결석이 의심되는 소아환자에서 최초 영상검사로 KBU를 시행하는 것을 고려할 수 있다.	B	III	KBU 1

• 핵심질문과 권고문을 연결하여 제시함으로써 권고문의 임상적인 맥락을 한 번에 이해할 수 있고 권고등급과 근거수준 및 방사선량 등 주요 정보를 종합적으로 제공하였음.

예시 17-2

2017 Guideline for the Prevention, Detection, Evaluation, and Management of High Blood Pressure in Adults. American College of Cardiology, American Heart Association. 2017.

Class I (Strength) of Recommendation
Class I (Strong)   Benefit>>>Risk
Suggested phrases for writing recommendations:
Is recommended
Is indicated/useful/effective/beneficial
Should be performed/administered/other
Comparative-Effectiveness Phrases+:
Treatment/strategy A is recommended/Indicated in preference to treatment B
Class IIa (Moderate)   Benefit>>Risk
Suggested phrases for writing recommendations:
Is reasonable
Can be useful/effective/beneficial
Comparative-Effectiveness Phrases+:
Treatment/strategy A is probably recommended/indicated in preference to treatment B
It is reasonable to choose treatment A over treatment B
Class IIb (Week)   Benefit≥Risk
Suggested phrases for writing recommendations:
May/might be resonable
May/might be considered
Usefulness/effectiveness is unknown/unclear/uncertain or not well-established
Class III: No benefit(Moderate)   Benefit=Risk
(Generally, LOE or B use only)
Suggested phrases for writing recommendations:
Is not recommended
Is not recommended
Is not Indicated/useful/effective/beneficial
Should not be performed/administered/other
Class III: Harm(Strong)   Risk > Benefit
Suggested phrases for writing recommendations:
Potentially harmful
Causes harm
Associated with excess morbidity/mortality
Should not be performed/administered other

Level (Quality) of Evidence
Level A
High-quality evidence from more than 1 RCT
Meta-analyses of high-quality RCTs
One or more RCTs corroborated by high-quality registry studies
Level B-R
Moderate-quality evidence from 1 or more RCTs
Meta-analyses of moderate-quality RCTs
Level B-NR   (Nonrandomized)
Moderate-quality evidence from 1 or well-designed, well-executed nonrandomized studies, observational studies, or registry studies
Meta-analyses of such studies
Level C-LD   (Limited Data)
Randomized or nonrandomized observational or registry studies sith limitations of design or execution
Meta-analyses of such studies
Physiological or mechanistic studies in human subfects
Level C-EO   (Expert Opinion)
Consensus of expert opinion based on clinical experience

• 권고등급과 근거수준별로 색을 달리하여 표현함으로써 중요도를 한 눈에 파악할 수 있게 하였음.

평가영역

적용성

5

Domain 5.
Applicability

18. 진료지침은 이를 실행하는 데 있어 장애요인과 촉진요인을 서술하고 있다.

19. 진료지침은 권고안이 의료현장에서 실제 사용될 수 있도록 도와주는 조언과 도구를 제시하고 있다.

20. 권고안 적용시 필요로 할 수 있는 잠재적인 자원의 영향과 의미가 고려되어야 한다.

21. 진료지침은 수행 정도에 대한 감독 및 평가 기준을 제시하고 있다.

18 진료지침은 이를 실행하는 데 있어 장애요인과 촉진요인을 서술하고 있다.

__ 문항이 요구하는 핵심 요소

권고안 적용 시 진료 행태 변화와 관련된 촉진요인과 장애요인의 유형, 정보수집 과정 등을 구체적으로 서술하고 촉진요인의 극대화 전략, 장애요인의 극복 전략 등을 구체적으로 제시하고 있어야 한다.

※ 문항이 원하는 바는 무엇인가?

진료지침의 실행(활용, implementation)은 궁극적으로 진료지침 사용자의 진료 행태(practice) 변화를 목표로 한다. 이를 위한 다양한 실행 전략을 진료지침 개발 시 함께 수립해야 하며, 수동적 확산 전략에서 나아가 능동적 실행 전략을 제시할 수 있어야 한다.

❶ 능동적 실행 전략(active implementation strategies): 임상현장에서 진료지침의 실행을 촉진하기 위한 적극적인 활동 전략으로 개발자와 사용자 간 상호 협력하는 쌍방향적인 성격을 가진다.

❷ 수동적 확산 전략(passive dissemination strategies): 책자, 홈페이지 게시 등의 단순 배포와 같이 개발자에서 사용자로 전해지는 일방향적인 성격의 진료지침 보급 전략을 의미한다.

__ 구성 요소

진료지침의 실행과 관련된 촉진요인과 장애요인을 분석하고 촉진요인의 지원 방안, 장애요인의 해결 방안 등의 전략을 제시한다.

1) 촉진요인, 장애요인 분석

- 촉진요인과 장애요인의 유형으로 임상진료지침과 제안된 권고안에 대한 인식이나 지식 수준, 사용자의 태도, 권고안 실행에 적합한 자원 수준을 분석한다.

구분	요인	권고를 실행하기 위한 요건
인식, 태도	인식, 지식	임상진료지침에 대한 이해, 지식 해당 권고안에 대한 인식
	태도	해당 권고안에 대한 동의
자원	인력	전문자격의 유형(법적 자격) 및 전문기술 필요 인력의 규모
	시설	의료기관의 유형(1차, 2차, 3차 의료기관)
	장비	필요 장비

- 진료지침이 다루는 임상활동에 관한 자료를 수집하여 수행된 행태나 임상환경에서 진료지침 실행의 장애요인을 분석

2) 실행 전략 개발

- 임상진료지침의 활용에 관한 체계적 문헌고찰 연구에서 사용자들의 인식, 지식수준 향상을 위한 활동으로 전문가들의 임상현장 방문 교육(educational outreach visits)과 다중개입활동(Multifaceted intervention) 등 능동적 실행 전략(active implementation strategies)의 효과가 높음을 보고하

일관적인 효과성	전문가들의 현장 방문 교육(Educational outreach visits) 의사결정지원시스템 및 리마인더(Decision-support systems and other reminders) 세미나와 컨퍼런스(Interactive educational meetings) 다중 개입활동(Multifaceted interventions)
비일관적인 효과성	조사와 피드백(Audit and feedback) 의견선도자의 활용(Local opinion leaders) 지역 단위의 합의과정(Local consensus processes) 환자를 매개로 한 개입활동(Patient-mediated interventions)
낮은 효과성	교육 자료 제공(Educational materials alone) 주입식 교육(Didactic educational meetings)
미확인	재정적 인센티브(Financial incentives) 행정적 개입(Administrative interventions)

고 있다. 책자, 홈페이지 게시 등의 단순 배포와 같은 수동적 확산 전략
에서 나아가 능동적 실행 전략을 개발한다.

- 권고안 사용자에게 요구되는 전문 자격, 기술 수준 등이 권고안 실행에
  미치는 영향을 고려한다. 예를 들어 권고안 실행에 필요한 특정 술기가
  합병증 발생 가능성이 높을 경우 사용자가 갖춰야 할 전문자격뿐만 아
  니라 전문성과 경험, 훈련수준을 기술한다.

- 권고안 실행에 필요한 시설, 장비 수준을 구체적으로 제시하고 사용자
  별로 진료지침을 어떻게 사용할지 기술한다. 예를 들어 중증 폐렴 환자
  대상의 진료지침의 경우 권고안 적용에 필요한 시설(중환자실 등), 장비
  수준(X-ray, 인공호흡기 등)을 기술한다. 위와 같은 수준의 시설, 장비를
  갖춰야 적용 가능한 권고안에 일차진료의사를 사용자로 포함하고 있다
  면 그 진료지침은 높은 실행을 기대할 수 없다.

진료지침 기획과 보고 과정에서 고려할 사항

연관되는 AGREE 2.0 평가 항목들과 일관성을 유지해야 한다.

Q6. 진료지침을 주로 활용할 사용자 집단이 분명하게 규정되어 있다.
- 진료지침의 목표 사용자를 명확하게 규정하고 사용자가 진료지
  침을 어떻게 사용할 수 있는지에 대해서도 기술한다.
- 예를 들어 중증 폐렴 환자 대상의 진료지침을 1차 의료기관의
  의사라면 환자 진단과 의뢰의 목적으로 활용하고 2차, 3차 의
  료기관의 의사라면 환자 진단과 의뢰, 치료의 목적으로 활용할
  수 있음을 밝힌다.

Q20. 권고안 적용 시 필요로 할 수 있는 잠재적인 자원의 영향과 의미
  가 고려되어야 한다.

    – 권고안 적용을 위해 필요로 하는 추가적인 자원을 비용 측면에
      서 분석하고 진료지침의 실행에 미치는 영향에 대해 기술한다.
    – 권고안 적용을 위한 인력, 시설, 장비 등을 비용 측면에서 분석하
      되 사용자 측면과 대상자 측면을 모두 고려한다.

Tip

첫째, 해당 보건의료체계에서의 진료지침의 수용성을 파악한다.

- 진료지침에 대한 의료진과 환자 및 보호자의 인식, 태도 정도를 파악하고 이를 높이려는 전략을
제시한다.

둘째, 목표 사용자와 환경에서 진료지침의 적용성을 파악한다.

- 목표 사용자별 인력, 시설, 장비 등의 필요 자원 수준을 기술하고 진료지침 실행의 장애요인으로
판단 시 자원 확보 방안 또는 대안을 제시한다.

예시 18-1

Prostate Cancer Foundation of Australia and Cancer Council Australia PSA Testing
Guidelines Expert Advisory Panel. Draft clinical practice guidelines for PSA testing
and early management of test-detected prostate cancer. Prostate Cancer
Foundation of Australia and Cancer Council Australia, Sydney (2016).[21]

Evidence-based recommendation
Offer evidence-based decisional support to men considering whether or not to have a
PSA test, including the opportunity to discuss the benefits and harms of PSA testing
before making the decision.
Grade C

Practice point:
— Familiarity with the NHMRC fact sheet PSA testing for prostate cancer in asympto-
matic men. Information for health practitioners,15 which summarises evidence on

---

21) https://www.prostate.org.au/awareness/for−healthcare−professionals/clinical−practice−
guidelines−on−psa−testing/

the benefits and harms of PSA testing, should help health practitioners to accurately inform men about PSA testing.

Health system implications of these recommendations

Clinical practice

Decision aids are not currently used routinely in primary care when discussing PSA testing. Usual care will need to incorporate the use of decision aids, either as part of the consultation with the main clinician (e.g. GP), a separate consultation with the primary care nurse (e.g. practice nurse) or health educator, or self-directed engagement with a decision aid.

Community-wide strategies will be needed to increase public awareness of decision aids for PSA testing and to improve their accessibility.

Some decision aids require a health professional (e.g. practice nurse or health educator) to 'coach' men. Implementing this type of decision aid would require a training program on PSA testing and counselling to be incorporated into nursing/health science courses, or upskilling of existing professionals with the appropriate skills and knowledge.

Resourcing

Decision aids are produced across a variety of modalities, yet not all are readily accessible. It will be necessary to ensure that decision aids are available in primary care and to the community.

Health professionals will need appropriate training in the use of these aids. For example, coaching or counselling of patients is a component of some decision aids.

Barriers to implementation

Perceived lack of accessibility of decision aids by health professionals and consumers may be a barrier to its implementation. If the use of decision aids is to be incorporated into consultations in general practice, limited GP time may also be a barrier for implementation. These barriers may be potentially overcome by providing greater infrastructure and partnerships between primary practice, community care and peak bodies (e.g. the Royal Australian College of General Practitioners, Cancer Council Australia).

2.2 PSA TESTING STRATEGIES

For men without a prostate cancer diagnosis or symptoms that might indicate prostate cancer:

— what PSA testing strategies (with or without DRE), compared with no PSA testing or other PSA testing strategies, reduce prostate cancer specific mortality or the incidence of metastases at diagnosis and offer the best balance of benefits to harms of testing? (PICO question 3.1)

• [Barriers to implementation] PSA 검사에 대한 의료진과 환자의 인식부족이 진료지침 실행의 장애요인이 될 수 있음을 설명하고 극복 전략으로 지역사회에서 PSA 검사에 대한 인식 개선, 의사와 간호사 등 의료진에 대한 coaching 프로그램 운영 등을 제안함.

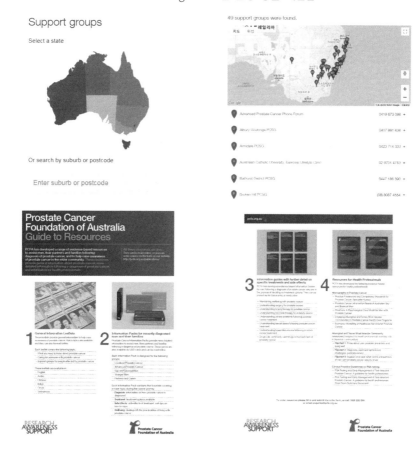

• 전립선 질환에 대한 인식개선을 위한 다양한 자료를 개발하고 각 지역별로 학회, 환자단체 등의 support group을 조직하여 진료지침의 실행을 지원함.
• 전문가와 환자, 일반시민을 대상으로 한 각각의 교육 자료와 홍보자료를 개발하여 질환과 진료지침에 대한 인식 향상, 신뢰성 있는 정보에 대한 접근성을 높임.

예시 18-2

만성기침 진료지침. 대한천식알레르기학회. 2018.

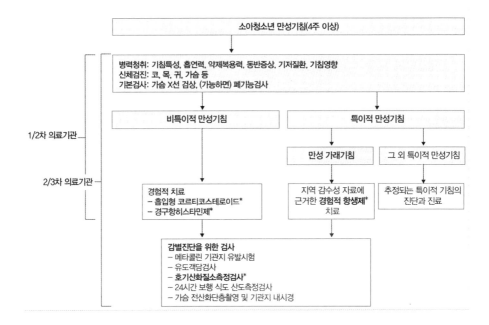

- 의료기관 종별로 자원 수준이 다른 점을 고려하여 진료지침의 적용 대상과 목적을 달리하여 제시하였음.
  - 1/2차 의료기관에서는 진료지침을 환자 진단과 상급병원으로의 의뢰, 교육의 목적으로 사용하도록 함.
  - 2/3차 의료기관에서는 진료지침을 1/2차 의료기관에서의 목적과 더불어 환자 치료와 관리의 목적으로 사용하도록 함.

19 진료지침은 권고안이 의료현장에서 실제 사용될 수 있도록 도와주는 조언과 도구를 제시하고 있다.

━ 문항이 요구하는 핵심 요소

진료지침의 보급과 사용자의 실행을 촉진하거나 장애요인을 해결할 수 있는 보조자료나 도구 등을 개발하고 그 활용방법 역시 구체적으로 제시하고 있어야 한다.

※ 문항이 원하는 바는 무엇인가?

진료지침 개발자는 사용자가 권고안의 주요 정보를 알기 쉽고 간편하게 확인할 수 있는 다양한 형태의 보조자료나 도구를 제공해야 한다. 보조자료로는 다음과 같은 형태를 고려할 수 있다. 모든 형태의 자료를 제공하는 것이 바람직하나 진료지침에 따라 필요한 형태만을 제공할 수 있다.

1) 요약문서 또는 소책자

2) 체크리스트

3) 알고리즘

4) 실행 매뉴얼

5) 교육 도구: 의료진 대상 또는 환자용 교육 자료

6) CDSS(Clinical Decision Support System)

━ 구성 요소

완성본 형태의 진료지침만으로는 사용자의 손쉬운 활용을 기대할 수 없다. 권고안의 수행을 용이하게 만드는 도구와 자원을 개발하여 제시하고 사용자들이 도구와 자원을 어떻게 사용할 것인지에 관한 방향 역시 제시한다.

❶ 요약문서 또는 소책자: 진료지침의 권고안과 주요 내용만을 담아 휴대성

있게 제작한다. 소책자, 팸플릿, 포스터, 오디오, 비디오와 같은 다양한 형태로 제작할 수 있으며, 뉴스레터 양식으로도 제작·발송할 수 있다.

❷ 체크리스트: 진료지침에서 다루는 주제에 대해 확인해야 할 항목과 사항들을 한눈에 보기 쉽게 나타낸 목록으로 주요 내용과 권고안을 중심으로 간결하고 명확하게 제작하되, 평가 기준과 주기를 구체적으로 담고 있어야 한다. 체크리스트를 작성한 사용자는 그 결과에 따라 즉각적인 조처기 뒤따를 수 있어야 한다.

❸ 알고리즘: 진료지침의 신속하고 정확한 실행을 위해 주요 권고안을 일련의 절차나 방법, 단계에 따라 공식화한 형태로 표현한 것이다. 시각적 이미지를 극대화하여 권고안의 주요 내용을 손쉽게 전달한다.

❹ 실행 매뉴얼

❺ 교육 도구: 의료진 및 환자와 보호자 대상의 교육 자료를 모두 포괄한다. 의료진 대상의 교육은 진료지침에 대한 인식과 지식수준 향상에 효과적인 전략으로 책자나 팸플릿과 더불어 전문가들의 현장 방문(Educational outreach visits), 세미나와 컨퍼런스(Interactive educational meetings) 등의 다양한 교육 활동에 맞게 제작한다.

- 전문가들의 현장 방문(Educational outreach visits) 진료지침 개발자 또는 진료지침에 관해 훈련된 인력이 임상현장을 방문하여 진료지침 사용자와 직접 만나는 활동이다. 개발된 진료지침에 관한 최신 정보의 제공과 더불어 의사의 진료 행태에 대한 전문가적 피드백을 제공할 수 있다는 점에서 효과 높은 실행 전략으로 여겨진다.

- 세미나와 컨퍼런스(Interactive educational meetings): 강의식 교육이 아닌 구성원의 능동적 참여를 유도하는 소규모 세미나와 컨퍼런스가 임상의사들의 행태변화에 유의한 영향을 미치는 것으로 보고되고 있다.

❻ CDSS(Clinical Decision Support System): CDSS는 임상적 판단이 이뤄지는

시점에 사용자에게 필요한 정보들을 즉각적으로 제공한다. 권고안과 관련된 주의, 경고(alerts), 추적조사(follow-ups), 계산(calculations), 알고리즘(algorithms) 및 리마인더(reminders) 등의 기능을 포괄해야 한다.

- 리마인더(reminders)와 CDSS의 차이는 불명확할 수 있으나, 일반적으로 리마인더 시스템이 환자의 특정 정보를 포함하는 경우 CDSS로 볼 수 있다. 예를 들어, 일반적인 리마인더(예: "환자의 약물 알러지에 관한 정보를 얻었습니까?")는 의사결정지원이라 볼 수 없으나, 환자에게 항생제 처방을 입력하는 시점에서 경고(예: "이 환자는 페니실린계 항생제에 대한 알러지가 있습니다")를 보여준다면 이는 의사결정지원이라 여겨진다.

❸ 장애요인 분석 및 해결 방안 (항목 18 참조)

❹ 촉진요인과 이를 극대화하기 위한 방안 또는 도구 (항목 18 참조)

진료지침 기획과 보고 과정에서 고려할 사항

연관되는 AGREE 2.0 평가 항목들과 일관성을 유지해야 한다.

Q17. 주요 권고안은 쉽게 확인할 수 있다.

- 주요 권고사항만을 모아놓은 요약문서, 가장 적절한 권고사항을 사용자가 쉽게 찾을 수 있도록 도와주는 실행 매뉴얼 등을 제공한다.

Tip

진료지침 기획 단계에서부터 다양한 형태의 진료지침 개발을 고려한다. 아래에 기술한 형태를 모두 포함한다.

- 진료지침: 주요 권고안, 근거에 관한 정보, 개발 과정 등 진료지침에 관한 모든 정보를 담은 full version
- 요약본: 권고안 및 주요 정보만을 요약하여 제작
- Quick Reference Guide: 알고리즘, 표를 이용하여 핵심 정보를 간결하고 신속하게 전달하기

위해 제작
- Technical Report: 개발 과정, 체계적 문헌고찰 내용, 근거표, 합의과정 등 진료지침 개발에 관한 보고서

예시 19-1

일차 의료용 근거기반 고혈압 임상진료지침. 대한의학회, 질병관리본부(2019)

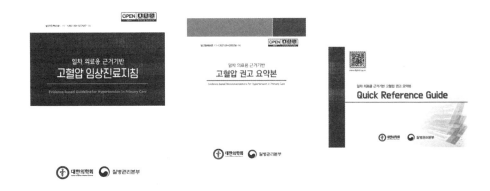

- 진료지침 개발 과정, 권고안과 근거에 관한 정보 등 모든 내용을 담은 'full version'뿐만 아니라 권고안과 관련 정보만을 요약한 '요약본', 주요 권고안과 알고리즘, 체크리스트 등 핵심 정보만을 담은 'Quick Reference Guide' 등 다양한 형태의 진료지침을 동시에 제작하여 제공함.

예시 19-2

2019 환자 촬영종류별 영상진단 정당성 가이드라인. 대한영상의학회, 2019.

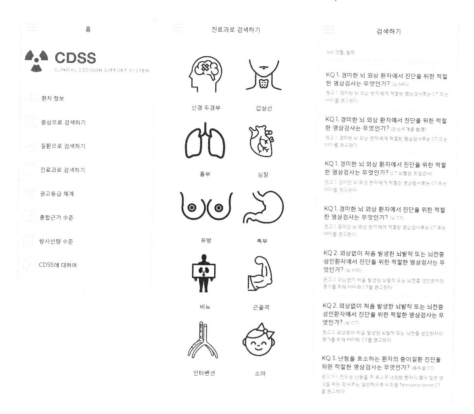

• 진료지침을 온라인 공간에 구현하여 사용자의 접근성을 높였을 뿐만 아니라 증상별, 질환별, 진료과별 등 다양한 방법으로 검색이 가능하도록 하였음.

예시 19-3

2018 AHA/ACC Multisociety Guideline on the Management of Blood Cholesterol. American College of Cardiology. 2018.

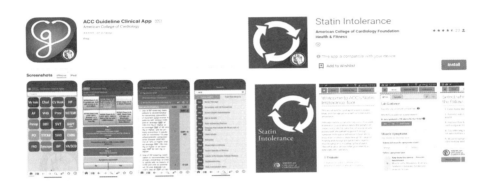

- 진료지침 앱을 개발하여 온라인에서 무료로 배포함. 진료지침 적용을 위한 의료인 대상의 전문가 용 앱(왼쪽)과 스타틴 제재 사용 시 근육통 등의 약제 부작용을 환자 스스로 확인하고 모니터링 할 수 있는 환자용 앱(오른쪽)을 개발하여 제공하고 있음.[22]

---

22) https://www.acc.org/guidelines/hubs/blood-cholesterol

예시 19-4

2017 Guideline for the Prevention, Detection, Evaluation, and Management of High Blood Pressure in Adults. American College of Cardiology, American Heart Association. 2017.

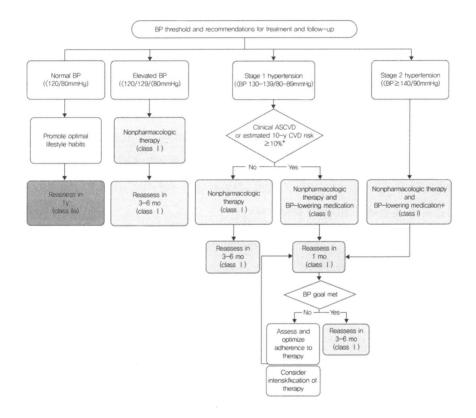

• 여러 권고안을 하나의 알고리즘으로 연결하여 여러 대안을 동시에 고려함과 더불어 연속적인 임상 판단을 가능케 하였음.
• 권고등급별로 다른 색을 적용하여 시각적인 정보 전달이 효율적으로 이뤄짐.

20 권고안 적용 시 필요로 할 수 있는 잠재적인 자원의 영향과 의미가 고려되어야 한다.

___ 문항이 요구하는 핵심 요소

권고안 적용 시 비용 정보(예: 유형, 정보수집과정, 비용편익분석/비용효과분석, 추가 자원 등의 구입비용 및 예산관련 문제 등)를 모두 제시하였고, 적합한 전문가가 비용 정보 분석에 참여하고 있어야 한다.

※ 문항이 원하는 바는 무엇인가?

앞서 18번 항목에서 제시한 권고안 적용에 필요한 자원의 수준을 비용의 측면에서 파악하고 그로 인한 영향을 진료지침의 사용자와 대상자 나아가 보건의료체계 측면에서 고려하였는지 평가한다.

___ 구성 요소

권고안 적용 시 발생하는 비용이 권고안 실행의 장애요인으로 작용할 수 있는지 분석하고 나아가 환자의 의료이용행태, 국가보건의료체계에 미치는 영향을 살펴본다.

❶ 권고안 적용 시 발생하는 비용이 환자의 의료이용 변화에 미치는 영향
   − 권고안 적용 시 환자 부담의 변화 추계, 가격탄력성(비용 증가에 따른 의료이용 변화 정도) 등을 분석한다.
❷ 권고안 적용으로 인한 사용자 및 의료기관이 부담해야 하는 추가 재정 추계
   − 권고안 적용에 필요한 시설, 장비 수준을 비용 측면에서 살펴보고 이러한 비용 부담이 진료지침의 실행에 미치는 영향을 분석한다.
❸ 권고안 적용이 보건의료체계에 미치는 파급효과

- 근거수준, 권고수준이 높은 권고안은 진료행태 변화뿐만 아니라 보건의료자원의 배분에 변화를 가져온다. 예를 들어 폐암 진단의 저선량 흉부 CT 적용에 관한 권고안은 국가암검진에서 폐암검진 항목을 추가할 수 있는 근거가 될 수 있다.
- 우리나라에서 권고안의 국민건강보험 급여/비급여 여부는 권고안 실행의 주요 요인이나 이를 권고안에 어느 정도까지 반영해야 할지는 아직까지 합의되지 않았다. 그러나 권고안에서 제안하는 내용이 국민건강보험 비급여 항목이고 높은 본인부담금이 권고안 적용에 장애요인으로 작용한다면, 국민건강보험 급여항목으로 지정할 필요성에 대해 정책제안을 할 수 있다.

진료지침 기획과 보고 과정에서 고려할 사항

연관되는 AGREE 2.0 평가 항목들과 일관성을 유지해야 한다.

– –

Q4. 진료지침 개발그룹은 모든 관련 전문가 집단을 포함하고 있다.
- 진료지침 개발그룹에는 진료지침의 경제성 평가를 담당할 보건경제학 또는 의료관리 전문가의 참여가 필요하다.

Q18. 진료지침은 이를 실행하는 데 있어 장애요인과 촉진요인을 서로하고 있다.
- 권고안 적용에 필요한 인력, 시설, 장비 등을 구체적으로 제시한다.

Tip

Q18. 권고안 적용에 필요한 자원의 종류와 수준을 제시하고 이들 자원이 진료지침의 실행에 미치는 영향을 촉진/장애요인의 관점에서 분석한다.

Q21. Q18.에서 제시한 자원을 비용의 관점에서 분석한다.

예시 20-1

Prostate Cancer Foundation of Australia and Cancer Council Australia PSA Testing Guidelines Expert Advisory Panel. Draft clinical practice guidelines for PSA testing and early management of test-detected prostate cancer. Prostate Cancer Foundation of Australia and Cancer Council Australia, Sydney (2016).[23]

Evidence-based recommendation
Offer evidence-based decisional support to men considering whether or not to have a PSA test, including the opportunity to discuss the benefits and harms of PSA testing before making the decision.
Grade C

Practice point:
— Familiarity with the NHMRC fact sheet PSA testing for prostate cancer in asymptomatic men. Information for health practitioners,15 which summarises evidence on the benefits and harms of PSA testing, should help health practitioners to accurately inform men about PSA testing.

Health system implications of these recommendations
Clinical practice
Decision aids are not currently used routinely in primary care when discussing PSA testing. Usual care will need to incorporate the use of decision aids, either as part of the consultation with the main clinician (e.g. GP), a separate consultation with the primary care nurse (e.g. practice nurse) or health educator, or self-directed engagement with a decision aid.
Community-wide strategies will be needed to increase public awareness of decision aids for PSA testing and to improve their accessibility.
Some decision aids require a health professional (e.g. practice nurse or health educator) to 'coach' men. Implementing this type of decision aid would require a training program on PSA testing and counselling to be incorporated into nursing/health science courses, or upskilling of existing professionals with the appropriate skills and knowledge.

....

23) https://www.prostate.org.au/awareness/for−healthcare−professionals/clinical−practice−guid elines−on−psa−testing/

Resourcing

Decision aids are produced across a variety of modalities, yet not all are readily accessible. It will be necessary to ensure that decision aids are available in primary care and to the community.

Health professionals will need appropriate training in the use of these aids. For example, coaching or counselling of patients is a component of some decision aids.

Barriers to implementation

Perceived lack of accessibility of decision aids by health professionals and consumers may be a barrier to its implementation. If the use of decision aids is to be incorporated into consultations in general practice, limited GP time may also be a barrier for implementation. These barriers may be potentially overcome by providing greater infrastructure and partnerships between primary practice, community care and peak bodies (e.g. the Royal Australian College of General Practitioners, Cancer Council Australia).

2.2 PSA TESTING STRATEGIES

For men without a prostate cancer diagnosis or symptoms that might indicate prostate cancer:

— what PSA testing strategies (with or without DRE), compared with no PSA testing or other PSA testing strategies, reduce prostate cancer specific mortality or the incidence of metastases at diagnosis and offer the best balance of benefits to harms of testing? (PICO question 3.1)

- [Resourcing] 전립선암 진단 시 MRI 적용에 관한 권고안으로 권고안이 전립선암 진단과 관련한 진료행태와 보건의료자원 이용의 변화에 미치는 영향을 평가함.
- [Barriers to implementation] MRI 촬영 비용이 권고안 적용의 주요 장애요인이 될 것임을 설명하고 극복방안으로 medicare 항목으로 포함시키기 위한 학회와 정부의 노력을 기술함.

예시 20-2

National Collaborating Centre for Chronic Conditions. *Stroke: national clinical guideline for diagnosis and initial management of acute stroke and transient ischaemic attack (TIA).* London: Royal College of Physicians, 2008.

- The clinical question to be addressed is how quickly brain imaging should be performed following an acute stroke.

R18   Brain imaging should be performed immediately* for people with acute stroke if any of the following apply:
- indications for thrombolysis or early anticoagulation treatment (see sec tions 8.1 and 8.2)
- on anticoagulant treatment
- a known bleeding tendency
- a depressed level of consciousness (Glasgow Coma Score (GCS) below 13)
- unexplained progressive or fluctuating symptoms
- papilloedema, neck stiffness or fever
- severe headache at onset of stroke symptoms.

R19   For all people with acute stroke without indications for immediate brain imaging, scanning should be performed as soon as possible.**

---

* The GDG felt that 'immediately' was defined as 'ideally the next slot and definitely within 1 hour, whichever
is sooner' in line with the National Stroke Strategy.4
** The GDG felt that 'as soon as possible' was defined as 'within a maximum of 24 hours after onset of symptoms'.

- 임상진료지침 내 해당 부분의 자원 영향 분석 관련 서술

7.2   Brain imaging for the early assessment of people with acute stroke
7.2.3   Health economic methodological introduction
        Two economic evaluations were identified that address early brain imaging following an acute stroke.
        An evaluation in the US of the health economics of early scanning assessed usual US practice with practice based on National Institute of Neurological

Disorders and Stroke (NINDS) recommendations on time from arrival to hos pital to scanning.68

A UK study69 analysed the HE issues associated with the selection and tim ing of CT scanning after first ever stroke, including ischaemic and haemor rhagic stroke and stroke mimics, but excluding subarachnoid haemorrhage.

7.2.4   Health economic evidence statements

Both strategies in the Stahl et al.68 analysis involved taking stroke care through the following steps:

- symptom onset
- arrival at emergency department
- thorough evaluation by an emergency medicine physician
- CT scanning and interpretation of CT findings
- administration of tPA to eligible patients.

The current practice described was an average time of 25 minutes to emer gency medicine physician evaluation and approximately 1.6 hours from onset to administration of tPA.

The NINDS strategy recommended shorter times: 10 minutes to emergency medicine physician evaluation, neurologist assessment within 10 minutes, and 25 minutes to CT scan, allowing tPA administration within an hour.

The NINDS strategy was cost-saving. The results showed an increase of 0.01 QALYs and a saving of $434 per patient, although no time horizon was stated.

Wardlaw et al. (2004)69 compared thirteen different scanning strat   egies ranging from scanning immediately to scanning within 14 days; and scanning all patients to scanning no patients. Outcomes were quantified using the modified Rankin scale (mRS) as alive and independent, dependent, or dead at 6, 12, and 24 months after stroke. Life-years were estimated up to 5 years after first-ever stroke. Scanning all patients immediately was found to be the dominant strategy(less costly and more effective).

21 진료지침은 수행 정도에 대한 감독 및 평가 기준을 제시하고 있다.

__문항이 요구하는 핵심 요소

권고안의 실행 수준과 건강 영향을 모니터링하고 평가할 수 있는 주요 기준들을 모두 제시하고 측정 방법과 결과 활용 방안 역시 명확히 기술하여야 한다.

※ 문항이 원하는 바는 무엇인가?

사용자들의 진료지침 적용 수준과 진료지침이 정한 목표 달성 정도를 확인하고 진료지침의 질과 실행 수준을 높이기 위한 개선 영역을 확인한다.

__구성 요소

사용자의 권고안 적용 수준 등의 과정지표와 권고안의 적용으로 기대되는 결과지표 등의 평가지표를 제시하고 이를 모니터링하기 위한 자료수집 방법과 결과 활용 방안, 피드백 계획, 결과 활용 방안 등을 마련한다.

❶ 권고안의 적용 수준, 순응도 평가를 위한 평가지표 및 측정 방법

❷ 진료지침의 목표 달성 및 실행에 따른 영향을 평가하는 평가지표 및 측정 방법

❸ 평가 결과의 활용 방안 및 사용자에 대한 피드백 계획

__진료지침 기획과 보고 과정에서 고려할 사항

연관되는 AGREE 2.0 평가 항목들과 일관성을 유지해야 한다.

Q15. 권고안은 구체적이며 모호하지 않다.

    - 권고안은 그 자체로 평가지표로 쓰일 수 있을 만큼 구체적이고 명확해야 한다.

Tip

진료지침 개발 단계에서부터 진료지침 실행 수준을 평가할 계획을 수립한다.

진료지침 사용자 대상의 패널그룹 구성을 고려할 수 있다.

예시 21-1

Stroke in Adults, NICE. 2010.[24]

Quality statement 1: Prompt admission to specialist acute stroke units

Quality statement

Adults presenting at an accident and emergency (A&E) department with suspected stroke are admitted to a specialist acute stroke unit within 4 hours of arrival. [2010, updated 2016]

Rationale

Specialist acute stroke units are associated with improved patient safety due to better outcomes, such as reduced disability and mortality, because of the range of specialist treatments they provide. Admission to these units should be within 4 hours of arrival at A&E, so that treatment can begin as quickly as possible, and to help prevent complications. Some adults with acute stroke may need treatment in higher level units, such as high dependency or intensive care units.

Quality measures

Structure

Evidence of local arrangements and written clinical protocols to ensure that adults presenting at an A&E department with suspected stroke are admitted to a specialist acute stroke unit within 4 hours of arrival.

Data source: Local data collection.

Process

Proportion of A&E department presentations of suspected stroke in adults in which the person is admitted to a specialist acute stroke unit within 4 hours of arrival.

Numerator – the number in the denominator in which the person is admitted to a specialist acute stroke unit within 4 hours of arrival.

Denominator – the number of A&E department presentations of suspected stroke.

Data source: Local data collection. Data can be collected using the Royal College of Physicians' Sentinel Stroke National Audit Programme (SSNAP) question 1.15 and the NHS Digital CCG Outcomes Indicator Set indicator 3.5.

Outcome

a) Mortality rates of adults who have a stroke.

Data source: Local data collection. Data can be collected using the Royal College of Physicians' Sentinel Stroke National Audit Programme (SSNAP) question 7.1 and the NHS Digital CCG Outcomes Indicator Set indicator 1.5.

b) Change in Modified Rankin Score at 6 months after a stroke.

Data source: Local data collection. Data can be collected using the Royal College of Physicians' Sentinel Stroke National Audit Programme (SSNAP) question 7.4.

....

24) https://www.nice.org.uk/guidance/qs2/chapter/Quality—statement—1—Prompt—admission—to—specialist—acute—stroke—units

• 진료지침에 관한 평가지표의 필요성과 평가목표를 제시하고, 보건의료서비스 질 향상의 관점에서 해당 권고안과 그 평가지표가 차지하는 중요성을 설명함.

• 개별 권고안별로 구조, 과정, 결과 지표를 설정하고 지표별 산출 방식과 지표 생산을 위한 자료원에 대해 제시함.

예시 21-2

CMS Measures Inventory Tools[25]

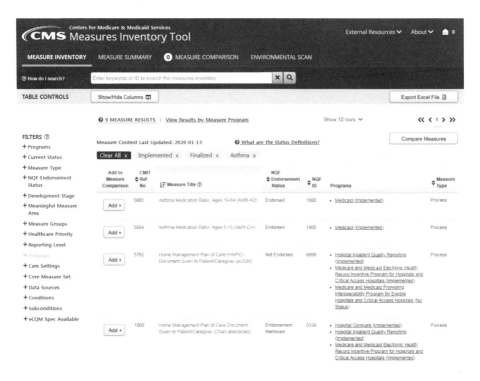

- CMS는 국가보건의료정책의 목표를 정하고 이에 관한 평가지표를 개발하여 주기적으로 평가하고 갱신하는 National Quality Framework을 운영함. 평가지표는 학회, 정부기구 등 개별 영역에서 개발하여 NQF에서 인증하고 이를 공개함.
- 진료지침은 NQF 평가지표를 적용하거나 이에 부합하는 목표를 권고안과 연계하여 개발함.

....

25) https://cmit.cms.gov/CMIT_public/ListMeasures

평가영역

편집의 독립성 6

Domain 6.
Editorial Independence

22. 재정후원단체의 의견이 진료지침의 내용에 영향을
    주지 않았다.

23. 진료지침 개발에 참여한 구성원들의 이해관계가 기
    록되어 있고 그 내용이 언급되어 있다.

22 재정후원단체의 의견이 진료지침의 내용에 영향을 주지 않았다.

___ 문항이 요구하는 핵심 요소

재정지원자 이름(또는 재정 후원이 없다는 분명한 언급)이 있고, 재정지원자가 진료지침 내용에 영향을 주지 않았다는 내용이 포함되어 있으며, 재정지원자로부터 받을 수 있는 잠재적 영향에 대한 정보가 명확히 기술되어 있어야 한다.

※ 문항이 원하는 바는 무엇인가?
- 자금 출처를 명확히 밝힌다. 학회 지원 사업인 경우에도 그 사실을 밝힌다.
- 재정지원자로부터 받을 수 있는 잠재적 영향이란 자금지원 기관이 개발 그룹 회원들에게 영향을 미칠 수 있는지 여부에 대한 내용이다.

___ 구성 요소

서술 내용은 간단하며 ① 재정지원자의 이름, ② 재정지원자가 지침내용에 영향을 주지 않았다는 내용이 포함되면 된다.

잠재적 영향은 특히 자체 개발자금에 의한 개발인 경우, 피하기 어렵고 잠재적 영향을 인지하고 어떻게 관리하고자 노력하였는지 서술하는 것을 권장한다.

___ 진료지침 기획과 보고 과정에서 고려할 사항

연관되는 AGREE 2.0 평가 항목들과 일관성을 유지해야 한다.

재정후원 단체가 학회 자체자금인 경우, 재정후원단체의 잠재적 영향은 피

하기 어렵다. 이로 인한 영향을 경감시키기 위한 다른 장치들을 마련하여 개발하는 진료지침의 편향성 문제를 방어해야 한다.

    Q4. 개발그룹 참여 전문가: 다학제 구성은 학문적 이해상충 혹은 편향성을 경감시키는 장치이다.

    Q13. 외부검토: 이해관계 전문학회 전문가의 외부검토 강화도 경감의 방법이다.

Tip

❶ 관련 내용은 쉽게 찾아지는 것이 필요하기 때문에 별도의 구분된 절을 통해 제시하는 것이 필요하다.

❷ 학회 자체 예산인 경우도 재정지원자라고 할 수 있다. 특히 학회 자체 자금으로 개발하는 경우, 지침 개발의 편향성 이슈 제기의 위험이 존재한다. 이를 방어하기 위한 전략이 필요하다. 가능한 방안의 예시는 아래와 같다.
- 개발그룹의 다학제 구성을 강화
- 외부검토 방법의 보강

예시 22-1

Prostate Cancer Foundation of Australia and Cancer Council Australia PSA Testing Guidelines Expert Advisory Panel. Draft clinical practice guidelines for PSA testing and early management of test-detected prostate cancer. Prostate Cancer Foundation of Australia and Cancer Council Australia, Sydney (2016).[26]

....

26) https://www.prostate.org.au/awareness/for−healthcare−professionals/clinical−practice− guidelines−on−psa−testing/

APPENDIX 1: GUIDELINE DEVELOPMENT PROCESS

A1.1 Introduction

Prostate Cancer Foundation of Australia (PCFA) initiated the process to develop a clinical practice guideline for PSA testing and management of test-detected prostate cancer. This guideline is a collaborative project between PCFA and Cancer Council Australia.

Development began in November 2012 after NHMRC agreed to consider approving the guideline, provided it were to be developed according to NHMRC procedures and requirements. To better describe the scope of the guideline, the title was changed to Clinical practice guidelines for PSA testing and early management of test-detected prostate cancer. Financial support for the guideline project was provided by PCFA with Cancer Council Australia contributing in kind resources of their guideline development team.

A1.4 Review of the draft chapters

The complete draft guideline document with all draft chapters was circulated to the Guidelines Expert Advisory Panel. The whole group was asked to review the content and submit feedback. Members were asked to submit further suggestions on consensus-based recommendation and practice points.

A face-to-face meeting with all Expert Advisory Panel members was held to review and finalise the draft guidelines for public consultation. Prior to this meeting, the latest iteration draft guidelines were circulated. All panellists were asked to review the content, individual recommendations and practice points in detail, and to identify and note any controversies and points to be discussed at the group meeting. During the meeting, each recommendation and practice point was tabled as an agenda point. Each was reviewed and approved by consensus, which was reached by voting. The Expert Advisory Panel Chairperson nominated a particular recommendation/practice point to be reviewed and the panellists had the opportunity to discuss any issues and suggest revisions to recommendations and practice points. Each recommendation and practice point was approved once the eligible panellists (excluding representatives of the funding bodies and panellists who cannot vote due to conflict of interest) have reached consensus.

declaration of interest (see appendix 6)

23 진료지침 개발에 참여한 구성원들의 이해관계가 기록되어 있고 그 내용이 언급되어 있다.

문항이 요구하는 핵심 요소

지침개발그룹 구성원들의 상충되는 이해관계나 잠재적인 이해관계(예: 구성원이 지침관련주제로 제약회사 후원을 받은 경우 이를 명시) 유무에 대한 언급이 있고, 잠재적인 이해상충관계 확인 방법이 서술되어 있고, 이해상충 관계가 진료지침이나 권고안에 미치는 영향을 최소화하는 방법도 기술되어 있어야 한다.

※ 문항이 원하는 바는 무엇인가?

- 이해상충이란 "일차적 이익에 관한 전문적인 판단이나 행동이 부차적인 이익에 부당하게 영향을 받을 위험을 야기하는 일련의 상황"을 말하며 재정적인 것과 비재정적인 것이 있다.
- 재정적인 이해상충에는 권고 내용과 관련이 있는 기업에 고용되거나 소유지분이 있는 것, 자문, 연구, 사례금을 받은 것 등이 있으며 비재정적인 이해상충의 경우 지적 이해상충이 문제가 될 수 있다.
- 이해 상충의 핵심은 관련 이해상충을 공개하는 것이며 이해상충이 어느 수준 이상일 경우 특정 조치를 취할 수도 있다.
- 진료지침에서 일정정도 이해상충은 피할 수 없는 문제이기 때문에 진료지침을 개발할 때는 고려한 COI는 무엇인지 그리고 이러한 COI가 어떤 영향을 미칠지에 대해 기술하는 것이 필요하다.

구성 요소

❶ 어떠한 이해상충을 고려하였는지 기술한다.

　　　－ 재정적인 것과 비재정적인 것, 재정적이라면 고용, 지분, 특허, 연구
　　　　비 등 어디까지 조사하였는지를 기록한다.

❷ 어떻게 조사하였는지 기록한다. 사용한 이해상충 공개 서식이 무엇인지
　　를 밝힌다.

❸ 공개된 COI에 대해 어떻게 처리하였는지 기술한다.

▬ 진료지침 기획과 보고 과정에서 고려할 사항

연관되는 AGREE 2.0 평가 항목들과 일관성을 유지해야 한다.

　　이해상충 문제를 관리한 방법, 혹은 이해상충을 피할 수 없다면(특히 지적
이해상충) 그 영향을 경감시키기 위한 개발 과정에서의 장치를 연관 항목에서 밝
힐 필요가 있다.

　　Q4. 개발그룹 참여 전문가: ① 전문학회 내 특정 질문에 대한 전문가는
　　　　지적 이해상충이 있는 것이 당연하다. 학문적 편향의 문제는 다학
　　　　제 구성이 하나의 장치일 수 있다. ② 필요시 개발그룹의 개별 전
　　　　문가별로 이해상충에 따라 실시한 조치를 서술한다.

Tip

❶ 이해 상충과 관련된 내용에는 사용한 서식, 실제 공개 내용, 처리 내용 등이 있다. 이런 부분
　중 중요한 부분은 방법론 부분에 기술하고 자세한 부분은 부록에 기술하는 것을 권장한다.

❷ "단순히 이해상충이 없었다"라는 문장만으로는 부족하며, 고려한 사항, 처리 내용 등에 대한 자
　세한 내용이 필요하다.

❸ 단일 학회에서 개발하는 경우, 지적 이해 상충의 위험성이 존재한다. 이를 방어하기 위한 전략
　이 필요하다. 가능한 방안의 예시는 아래와 같다.

　- 개발그룹의 다학제 구성을 강화

　- 외부검토 방법의 보강

예시 23-1

이해관계 선언문[27]

5. 이해관계 선언문

5.1. 이해관계 선언문 서식

COI number_____

이해관계 선언문(Conflict of Interest Disclosure)

연구과제명   근거기반 임상영상 가이드라인 개발(NC15-003, NS15-002)

역할   □ 개발위원회 □ 실무위원회

소속 :   이름 :

다음 질문들의 목적은 방사선 노출 저감을 위한 영상진단 가이드라인 개발에 참여하는 위원들이 활동과 관련된 실제적, 명시적 이해관계를 공개하도록 하기 위함입니다. 가이드라인 개발과 관련된 이해관계는 1) 검토 중인 가이드라인의 개발이나 승인과정에 참여한 경력, 2) 가이드라인의 주제와 관련 있는 의약품, 재화 및 서비스 관련 회사와 관계를 맺고 있는 경우 등입니다. 사례금, 자문, 고용, 주식보유 등은 반드시 공개해야 합니다. 공개 선언의 목적은 위원 본인의 이해관계를 스스로 판단하게 하고, 다른 위원의 이해관계를 확인하기 위한 것입니다. 다음 질문에 "아니오" 또는 "예"에 표시하고, "예"로 답한 경우 이해관계의 내용을 구체적으로 기술하여 주십시오.

1. 영상진단 가이드라인의 개발 혹은 승인에 관여한 적이 있거나 특허, 상표권, 라이센싱, 로열티 등의 지적 재산권을 가지고 있습니까?

□ 아니오   □ 예

만약 "예"라면 그 내용을 기술하십시오(가이드라인의 제목 및 관여한 정보 등).

2. 고용

가이드라인 개발자, 혹은 가이드라인과 상업적으로 관련성이 있는 회사 혹은 조직에 고용(공식/비공식적인 직함을 가지고 있는 경우)되어 있거나, 고용되었던 적이 있습니까?

□ 아니오   □ 예

만약 "예"라면 그 내용을 기술하십시오.

....

27) 근거기반 임상영상 가이드라인 개발: 영상진단검사의 적절성과 환자의 방사선 노출 수준에 대한 근거 제공. 대한영상의학회, 한국보건의료연구원, 2016

3. 자문
진료지침 개발자, 혹은 진료지침과 상업적으로 관련성이 있는 회사 혹은 조직을 위해 자문한 적이 있습니까?

☐ 아니오   ☐ 예

만약 "예"라면 그 내용을 기술하십시오.

4. 소유 지분
가이드라인과 상업적으로 관련성이 있는 회사 혹은 조직의 비상장 소유 지분(스톡옵션, 비거래 주식) 혹은 상장 소유 지분(200만원 이상, 스톡옵션은 포함되나 뮤추얼 펀드 등을 통한 간접투자는 제외)이 있습니까?

☐ 아니오   ☐ 예

만약 "예"라면 그 내용을 기술하십시오.

5. 연구비
가이드라인과 상업적으로 관련이 있는 회사 혹은 조직으로부터 제한 없이 사용할 수 있도록 연구 비용이나 교육 보조금, 연구기기, 자문 형태의 비용을 받고 있거나 받은 적이 있습니까?

☐ 아니오   ☐ 예

만약 "예"라면 그 내용(총 금액)을 기술하십시오.

6. 사례금
가이드라인 개발자 또는 상업적으로 관련성이 있는 회사 혹은 조직으로부터 1년에 400만원, 3년에 1,000만원 이상의 사례금을 받은 적이 있습니까?

☐ 아니오   ☐ 예

만약 "예"라면 그 내용을 기술하십시오.

7. 기타 잠재적인 이해관계
본인의 가족(부모, 배우자, 자녀) 또는 가족이 소속된 회사에서 위에서 기술된 것과 같은 관계를 가지고 있습니까?

☐ 아니오   ☐ 예

만약 "예"라면 그 내용을 기술하십시오.

본인이 확인한 모든 내용은 정확히 기술되었으며 만약 연구 진행 중에 재정적인 이해관계가 변동되는 이해상충(COI)이 생기는 경우 30일 이내 가이드라인개발위원회에 보고하겠습니다.

_____	년 ____ 월 ____ 일
제출자 (서명)	(날짜)

NECA 한국보건의료연구원   대한영상의학회
National Evidence-based Healthcare Collaborating Agency   The Korean Society of Radiology

5.2. 이해관계 선언결과

표 271 이해관계선언 결과

구분	이름	소속	이해관계 상충
개발위원회	백○환	서울아산병원	없음
	정○은	서울성모병원	없음
	도○현	서울아산병원	없음
	정○경	삼성서울병원	없음
	신○수	아주대학교병원	없음
	용○석	고려대학교구로병원	없음
	최○영	한국보건의료연구원	없음
	최○지	한국보건의료연구원	없음
	조○정	한국보건의료연구원	없음
	최○아	한국보건의료연구원	없음
	김○정	한국보건의료연구원	없음
	이 ○	한국보건의료연구원	없음

예시 23-2

호주에서 개발된 임상진료지침의 예이다. 이해관계의 범위와 도출, 처리 등의 내용이 관련 본문 서술과 표의 형태로 상세히 서술되어 있다.[28)]

STEERING COMMITTEE

Name	Position	Interest in Project	Relevant financial activities	Relevant professional and organisational experience	Other relationships or activities	Conflict of interest identified	Action required
Professor Sanchia Aranda	Chief Executive Officer, Cancer Council Australia (from 3 August 2015);	Co-convenor of Expert Advisory Panel (from 3 August 2015), Project Governance	Employed as CEO at Cancer Council Australia	None	CEO at Cancer Council Australia	None identified	Excluded from voting on recommendations as sponsoring body representative
Professor Bruce Armstrong AM	Emeritus Professor, School of Public Health, The University of Sydney, NSW	Expert Advisor in Epidemiology	None	Refer Attachment A-1	Member of NHMRCs PSA Testing Advisory Group	None identified	None
Professor Mark Frydenberg	Head of Urology	Expert Advisor in Urology	— Board Membership – Andrology Australia — Grants – 2 million research grant from Cancer of Prostate Translational Research in VIC (CAPTIV) —	— Publications - more than 100 publications and 80% on prostate cancer. — Speeches/Lectures – multiple presentations. —	Member of USANZ and Andrology Australia	None identified	None

....

28) Prostate Cancer Foundation of Australia and Cancer Council Australia PSA Testing Guidelines Expert Advisory Panel. Draft clinical practice guidelines for PSA testing and early management of test−detected prostate cancer. Prostate Cancer Foundation of Australia and Cancer Council Australia, Sydney (2016).

				Development of related guidelines – Cancer Council/APCC PSA Card — Other – Chair, USANZ Uro-Oncology Sub Speciality.			
Professor Paul Glasziou	Professor of Evidence Based Medicine	Expert Advisor in Evidence Based Medicine, Project Governance	Received funding for the following grant: 12 Men, Prostate Cancer and a pilot study of community jury for prostate cancer.	None	None	None identified	None

A conflict of interest policy was developed and implemented for this project.1 It was based on National Institute for Health and Clinical Excellence document Code of practice for declaring and dealing with conflicts of interest document.2

All Expert Advisory Panel members and Question Specific Working Party members were asked to declare in writing any interests relevant to the guideline development. The Project Steering Committee was responsible for evaluating all statements. An independent reviewer, an expert in prostate cancer care who is not involved in the project, evaluated the interest declarations provided by members. The evaluation of possible conflicts of interest was guided by A Code of Practice for Declaring and Dealing with Conflicts of Interest1 which was developed based on the similar document produced by the UK National Institute for Health and Clinical Excellence. All declarations and the evaluation outcome were added to the register of interests for the guidelines. This register was available to the Expert Advisory Panel members throughout the development of the guideline, allowing members to take any potential conflicts of interest into consideration during discussions, decision making and formulation of recommendations. Members were asked to update their information throughout the guideline development if they became aware of any changes to their interests.

In the endeavour to circumvent any potential conflicts of interest, executive representatives from PCFA and CCA (project sponsors) were not directly involved in the systematic review process, the development of the guidelines or voting on recommendations. The role of the project funders was to provide governance, which include the approval of procedures and recommendations made by the Question Specific Working Parties arising from the systematic review. The exclusion from voting for the project sponsor representatives is recorded in the conflict of interest register under action.

When the guidelines enter the updating phase, guideline Expert Advisory Panel members will be responsible to update their conflict of interest statements if a new interest arises. The members would receive a formal reminder to review their statements and ensure it is up-to-date prior to the annual meetings that will be scheduled to review all content updates of a specific guideline.

Name	Position	Interest in Project	Relevant financial activities	Relevant professional and organisational experience	Other relationships or activities	Conflict of interest identified	Action required
Associate Professor Anthony Lowe	Chief Executive Officer, Prostate Cancer Foundation of Australia	Project Convenor, Co-convenor of Expert Advisory Panel, Project Governance	Employed as CEO at Prostate Cancer Foundation of Australia	Relevant publications, speeches/lectures, development of guidelines etc. given as CEO of PCFA and according to company policy. This included advising men over the age of 50, or who are 40 and have a family history of prostate cancer, to talk to their doctor about PSA and DRE testing as part of their annual health check.	CEO of Prostate Cancer Foundation	None identified	Excluded from voting on recommendations as sponsoring body representative
Emeritus Professor Villis Marshall AC	Consultant Urologist	Chairman of Expert Advisory Panel, Project	Employed as CEO at Cancer Council Australia	None	CEO at Cancer Council Australia	None identified	None

Name	Position	Interest in Project	Relevant financial activities	Relevant professional and organisational experience	Other relationships or activities	Conflict of interest identified	Action required
		Governance					
Professor Dianne O'Connell	Senior Epidemiologist	Expert Advisor in Epidemiology, Project Governance	— Consultancy fees/ honorarium – Medical Services Advisory Committee (MSAC) ESC sitting fees and expenses — Grants – NHMRC Project Grant, NHMRC Partnership Grant, PCFA Research Grant — Support for travel or accommodation - MSAC ESC sitting fees and expenses — Meals/beverages – MSAC ESC sitting fees and expenses	— Speeches/lectures – Refer Attachment A - 15 — Development of related guidelines, standards etc. – Refer Attachment A - 15	Member Medical Services Advisory Committee (MSAC) ESC until Dec 2014	None identified	None

PROJECT TEAM

Name	Position	Interest in Project	Relevant financial activities	Relevant professional and organisational experience	Other relationships or activities	Conflict of interest identified	Action required
Julie Sykes*	Director, Health & Education Programs	Project Manager, NHMRC Point of Contact, Project Governance	None	PCFA employee	None	None identified	None
Tim Wong*	Manager,	Project	None	PCFA	None	None	No longer

	Advocacy & Resources	Management		employee		identified	with project
Christine Vuletich*	Manager Clinical Guidelines Network	Guideline Development Management, Project Governance	None	Cancer Council Australia employee	None	N/A	No longer with project
Jutta von Dincklage	Head, Clinical Guidelines Network (from July 2014) Product Manager Wiki Development (prior to July 2014)	Guideline Development Management, Project Governance Technical development and support for the online guideline development	None	Cancer Council Australia employee	None	None identified	None
Suzy Hughes	Project Coordinator PSA Testing Guidelines	Systematic review team	None	Cancer Council Australia employee	None	None identified	None
Dana Stefanovic*	Project Coordinator PSA Testing Guidelines	Systematic review team	None	Cancer Council Australia employee	None	N/A	No longer with project
Albert Chetcuti	Project Coordinator	Project Manager, NHMRC Point of Contact, Project Governance	None	PCFA employee	None	None identified	None
Katherine Sheridan	Project Assistant	Research assistant	None	Cancer Council Australia employee	None	None identified	None

찾아보기

저자소개

저자(가, 나, 다 순)

김수영(대한의학회 임상진료지침 평가위원, 한림대학교 의과대학)

김현정(대한의학회 임상진료지침 평가위원, 고려대학교 의과대학)

오무경(대한의학회 임상진료지침 평가위원, 서울효창의원)

이유경(대한의학회 임상진료지침 평가위원, 순천향대학교 의과대학)

감수

장성구(대한의학회 회장, 경희대학교 의과대학)

김재규(대한의학회 정책이사, 중앙대학교 의과대학)

양현종(대한의학회 임상진료지침 평가위원. 순천향대학교 의과대학)

K-AGREE 2 평가 톺아보기

초판발행   2021년 2월 20일

지은이   사단법인 대한의학회
펴낸이   안종만·안상준

편 집   전채린
기획/마케팅   조성호
표지디자인   이미연
제 작   고철민·조영환

펴낸곳   (주) 박영사
            서울특별시 금천구 가산디지털2로 53, 210호(가산동, 한라시그마밸리)
            등록 1959. 3. 11. 제300-1959-1호(倫)

전 화   02)733-6771
f a x   02)736-4818
e-mail   pys@pybook.co.kr
homepage   www.pybook.co.kr
ISBN   979-11-303-1195-1   93510

정 가   18,000원